本书获
贵州省卫健委省级重点建设学科"慢性非传染性疾病控制"项目、
贵州省传染病预防与控制人才基地项目资助

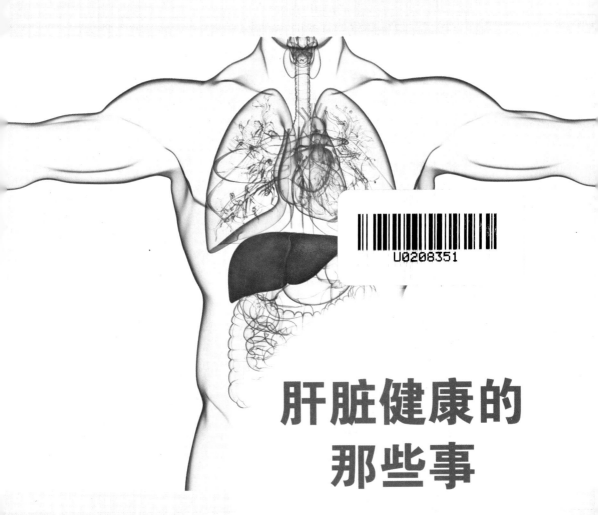

肝脏健康的那些事

贵州省疾病预防控制中心 编

张人华 陈自力 李佳颖 夏 韵 黄元皓 主编

刘 涛 胡远东 孟豫筑 丛书主编

贵州科技出版社

图书在版编目（CIP）数据

肝脏健康的那些事 / 贵州省疾病预防控制中心编；

张人华等主编. —— 贵阳：贵州科技出版社，2022.7（2023.7重印）

（"健康贵州"丛书 / 刘涛，胡远东，孟豫筑主编.第三辑）

ISBN 978-7-5532-1074-2

Ⅰ.①肝… Ⅱ.①贵… ②张… Ⅲ.①肝疾病－防治

－普及读物 Ⅳ.①R575-49

中国版本图书馆CIP数据核字(2022)第100315号

肝脏健康的那些事

GANZANG JIANKANG DE NAXIESHI

出版发行	贵州科技出版社
地　　址	贵阳市中天会展城会展东路A座（邮政编码：550081）
网　　址	http://www.gzstph.com
出 版 人	朱文迅
经　　销	全国各地新华书店
印　　刷	天津海德伟业印务有限公司
版　　次	2022年7月第1版
印　　次	2023年7月第2次
字　　数	133.2千字
印　　张	9.25
开　　本	710 mm × 1000 mm　1/16
书　　号	ISBN 978-7-5532-1074-2
定　　价	35.00元

"健康贵州"丛书编委会

主　编：刘　涛　　胡远东　　孟豫筑

编　委：李艳辉　　赵否曦　　徐莉娜　　张人华

　　　　冯　军　　刘　浪　　伍思璇　　杨林谕

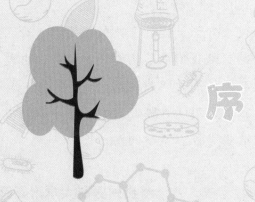

序

医学的科普是一件很有意义的事情，正确的医学科普也是一种治病救人的方式。临床工作中，我们看到很多病人缺乏必要的医学知识和健康常识，使得有的本不该发生的疾病却发生了，有的病人因为就诊不及时而错过最佳的治疗时机，有的疾病本应获得更好的预后，结果却不尽人意。肝脏是人体最重要的消化器官，同时也是最容易受到损伤的消化器官。编者编著《肝脏健康的那些事》这本科普书，目的是让患者或大众能科学地了解肝脏保健知识，减少或消除影响肝脏健康的危险因素，树立对肝脏疾病早期诊断和及时就医的意识，选择正确的就诊和治疗方法，做到爱肝护肝，维护身体健康。

《肝脏健康的那些事》是"健康贵州系列丛书"最新推出的一部具有较高学术水平和实用价值的科普著作。该书语言通俗易懂，内容科学权威，方法简单易学，配有生动形象的漫画插图，便于读者轻松愉快地获得实用有效的知识和技能，也有助于专科医生了解各类肝脏疾病的病因、病理生理、临床特征和治疗方法。《黄帝内经》中提出"上医治未病"，作为一名医务工作者，立足岗位职责，发挥专业优势，

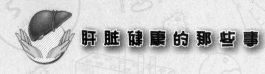

普及健康知识，提升全民健康素养，让人民群众"不得病、少得病"是我们应尽的责任和义务，也是我们美好的心愿，更是我们最高的职业追求。

最后，对《肝脏健康的那些事》的成功出版表示祝贺！对所有编者致以诚挚的谢意！

贵州医科大学附属医院　李海洋

2022 年 6 月

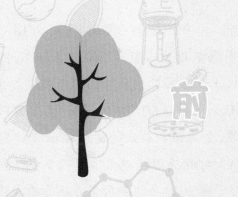

前　言

　　肝脏是人体最大的消化器官，也是人体最重要的器官之一。肝脏具有复杂的生理功能，分泌胆汁、参与代谢、合成凝血因子，同时具有解毒、免疫以及造血和调节血液循环等功能，我们熟知的碳水化合物、蛋白质、脂肪的代谢等复杂的过程均需要肝脏来执行，为了我们的健康，肝脏全年无休地工作着。但是，肝脏也有脆弱的一面，病毒入侵以及酒精摄入、高脂肪饮食、长期熬夜等不良生活习惯都会让它很受伤。

　　在我国，乙型病毒性肝炎（简称乙肝）是诱发肝癌的主要病因，我国肝癌疾病负担重，患者总数占全球总数的50%以上，近80%的肝细胞癌（HCC）患者就诊时已处于晚期，其5年总生存率仅为10%～20%。随着上世纪90年代乙肝疫苗的批量生产，我们获得了向乙肝宣战的有力武器，通过大规模免疫接种和补种疫苗，特别是将乙肝疫苗列入新生儿免疫计划以及母婴阻断技术的应用开展，预防乙肝的关口前移，从源头上遏制了乙肝病毒感染，我国也彻底甩掉了"肝炎大国"的帽子。根据世界卫生组织国际癌症研究机构（IARC）发布的数据显示，2020年，中国癌症新发病例为

457万例，其中肝癌41万例，占比为9%，排名第五；2020年，中国癌症死亡人数为300万人，其中肝癌39万人，占比为13%，位居第二，形势仍不乐观。

没有全民健康就没有全面小康，国家高度重视人民的健康保障，全力维护群众的健康福祉。《健康中国行动(2019—2030年)》对肝病防控提出了明确要求，2016年世界卫生大会提出了"到2030年消除肝炎危害"的宏伟战略目标。同时，自2000年起，为了集中各种社会力量，发动群众广泛开展预防肝炎肝病科普知识宣传，保障人民身体健康，国家将每年的3月18日定为全国"爱肝日"。每一个人都是自己健康的第一责任人，保护肝脏健康，需要我们从此刻做起，提高爱肝护肝的认识，从改变生活习惯开始，做到健康生活。为了向大众科普肝脏健康常识，我们精心编写了《肝脏的那些事》一书，旨在广泛普及关于肝脏的健康常识，科学普及肝病防治知识，提高社会大众对肝病的认知水平，强化百姓和基层医务人员规范化诊治和筛查肝病的意识，倡导社会大众关注肝脏健康。本书图文并茂，通俗易懂，简洁明了，以问答的形式将保护肝脏健康的常识融入其中，集思想性、知识性、科学性、趣味性、实用性和可读性于一体。

由于编者水平有限，在编写过程中难免有诸多不足之处，恳请各位专家、读者不吝赐教，我们将虚心接受，以便将来进一步完善改进，努力为健康中国贡献绵薄之力。

编　者

2022年6月

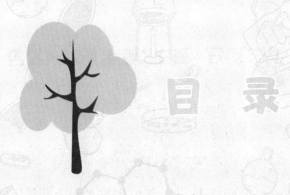

目 录

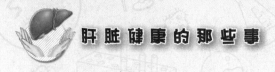

第一部分
您了解自己的肝脏吗？

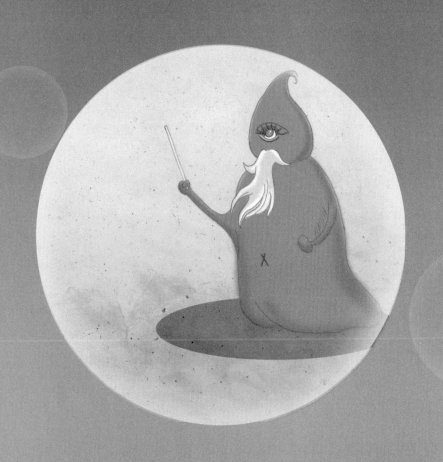

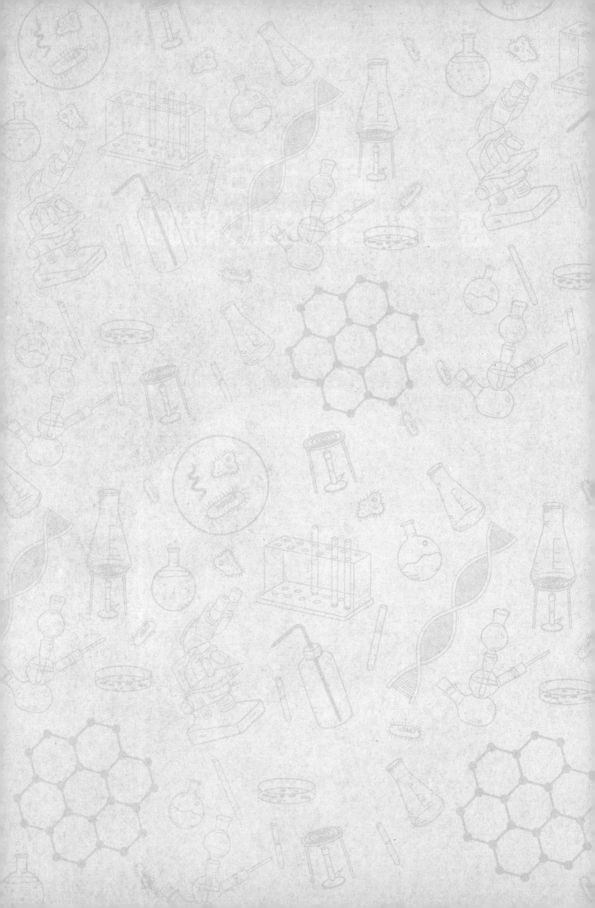

1. 喝酒脸红和肝脏有什么联系？

我们经常听到有一种说法是"喝酒脸红的人酒量差，喝酒不脸红的人酒量好"，这种说法到底正不正确呢？

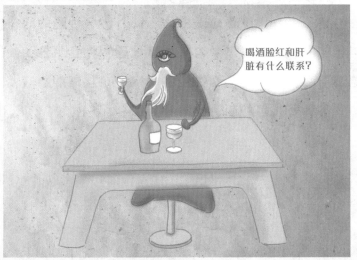

事实上，喝酒爱脸红的人往往是因为他的肝脏里面缺乏乙醛脱氢酶，这种酶是肝脏在酒精代谢过程当中必需的一种酶。酒精在体内会被分解成乙醛，乙醛会引起患者血管的扩张，从而使患者出现脸红的症状，这种情况也是一种轻微乙醛中毒的表现。

一般来说，对于喝酒容易脸红的人，酒精会加重肝脏负担，时间长了容易出现肝功能损害，不建议大量饮酒。同时，对于喝酒不脸红的人，也不建议大量摄入酒精。大量饮酒对人体健康不利，会引起很多疾病，比如酒精性肝病、某些肿瘤等。我国居民膳食指南推荐，每天饮酒的量不超过 25 g（半两）。

2. 各种酒混着喝会更伤肝吗？

会。由于各种酒的酒精含量是不同的，如果一会儿喝啤酒，一会儿喝白酒，一会儿又喝葡萄酒，对于这样短时间内发生的变化，身体是很难适应的。此外，各种酒的组成成分也不尽相同，比如啤酒中含有二氧化碳和大量水分，如果与白酒混着喝，会加速酒精在全身的渗透，从而加剧酒精对肝脏、胃肠和肾脏等的刺激和危害。

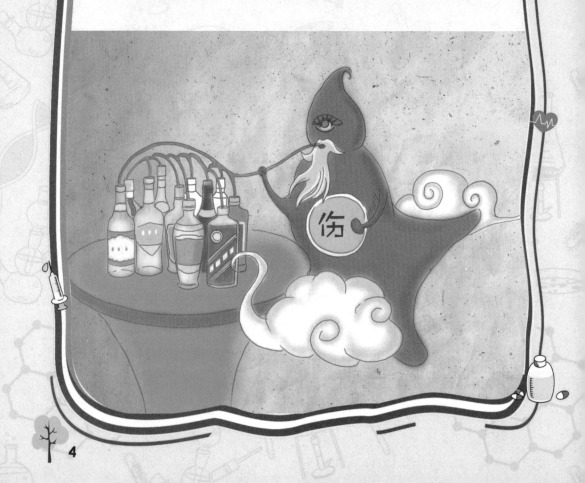

3. 肝脏在人体中的作用有哪些？

大家都知道肝脏的功能很重要，如果肝脏出现了问题，将对人体健康产生重大的影响。肝脏的主要功能包括分泌胆汁，储藏糖原，调节蛋白质、脂肪和碳水化合物等的新陈代谢，造血和凝血作用等。另外肝脏还是人体内最大的解毒器官和主要的药物代谢器官，体内产生的毒物、废物，以及人吃进去的毒物、药物等都依靠肝脏解毒。肝脏分解由肠道吸收或身体其他部分制造的有毒物质，然后以无毒物质的形式分泌到胆汁或血液中，继而排出体外。

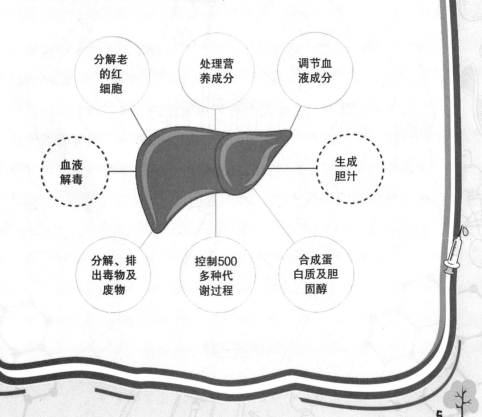

4. 肝脏位于人体哪个部位？

肝脏位于人体右上腹部，大部分被肋弓覆盖（其中，大部分位于右侧季肋部，仅小部分超越前正中线达左侧季肋部）。正常的肝脏在右侧肋缘下摸不到，只有在病理情况下才可在肋缘下摸到肝脏，在上腹部剑突下可以触摸到左肝下缘。由于肝脏的位置比较特殊，部分感觉与肝脏有关的疾病，实际上却不是肝脏疾病，可能是毗邻的脏器出现问题。

5. 肝脏是如何参与代谢的？

肝脏俗称"人体化工厂"，人体所需要的三大营养物质（蛋白质、糖、脂肪）均在肝脏合成、代谢。人体90%以上的血浆蛋白质，包括全部的白蛋白，以及各种凝血因子和大部分的酶都是在肝脏合成的。胆汁的分泌、激素的灭活也均在肝脏进行。另外，人体血糖的水平能够维持恒定也与肝脏的代谢密切相关。

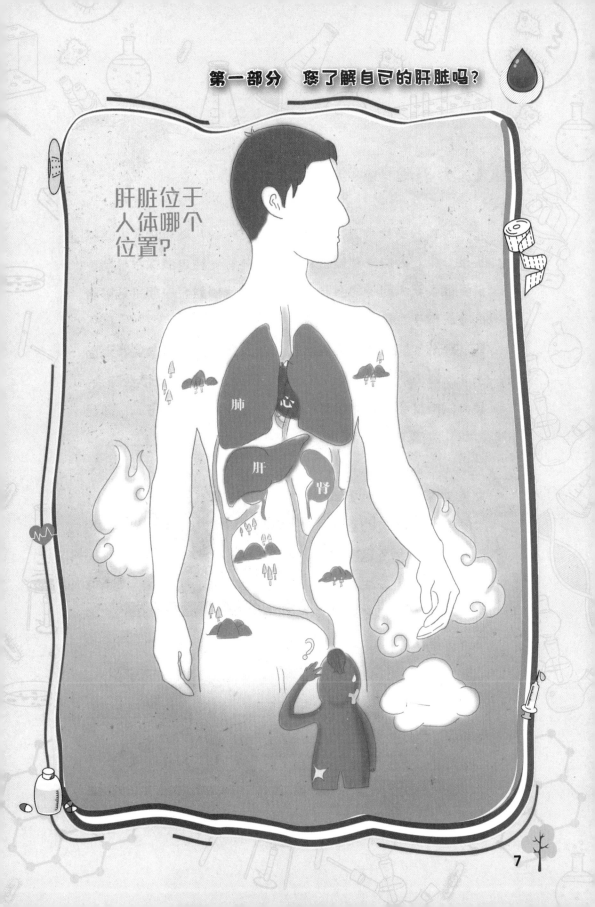

肺

心

肝

肾

6. 肝脏是如何参与凝血的？

为什么手指被刀割伤后，流血过一会儿就停止了？这其实是一个复杂的生理过程，也是人体的一种自我保护机制，需要很多凝血因子的参与。肝脏的生理功能之一就是能够合成凝血因子。

肝脏能够合成纤维蛋白原、凝血酶原，还能产生凝血因子 V、VII、VIII、IX、X、XI、XII。因此，如果患上慢性肝病，凝血机制就会受到明显影响，临床上可能出现鼻出血、牙龈出血，甚至可能出现皮下瘀斑等。此外，维生素 K_1 对凝血酶原和凝血因子 VII、IX、X 的合成也必不可少，所以临床上常通过应用维生素 K_1 来改善慢性肝病患者的凝血功能异常。

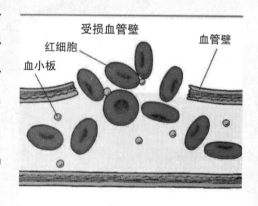

受损血管壁
血管壁
红细胞
血小板

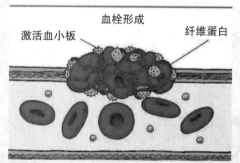

血栓形成
激活血小板
纤维蛋白

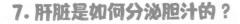

7. 肝脏是如何分泌胆汁的？

很多人都认为胆汁是胆囊分泌的，其实大约有 75% 的胆汁由肝细胞生成，胆囊主要起到浓缩和储存胆汁的作用，人体内约 25% 的胆汁由胆管细胞生成。胆汁合成后被运送进入肝内微胆管系统，最终通过胆总管进入肠道。因此，肝脏疾病会影响胆汁的分泌。各种原因导致的肝炎、自身免疫性肝病都会造成胆汁淤积，胆汁淤积反过来又能影响肝脏功能，导致胆汁淤积性肝病及血胆红素升高。长期胆汁淤积还可造成肝硬化，诱发肝胆系统恶性肿瘤，还能造成皮肤瘙痒、食欲下降等，严重时影响患者的生活。

8. 肝脏具有免疫功能吗？

肝脏不仅是人体最大的消化与代谢器官，目前的很多研究证实肝脏其实还是一个免疫器官。肝脏拥有双重血液供应，含有丰富的细胞种类，如肝窦间隙内皮细胞、星状细胞、树突状细胞、库普弗细胞 (Kupffer cell) 以及淋巴细胞，这些细胞分泌一系列的细胞因子，对机体的免疫调节起重要作用。比如，库普弗细胞具有吞噬细菌和病毒的作用，还能管辖细胞因子的分泌，参与调节免疫、炎症反应、调控组织、基质修复，以及清除衰老和变性的血细胞和肿瘤细胞等。

9. 肝脏是如何参与吞噬功能的？

这里要再次提到库普弗细胞。肝脏通过库普弗细胞进行吞噬、分解、氧化、结合，将细菌、抗原抗体复合物等从血液中清除，将有毒物质变成无毒物质排出体外。

库普弗细胞的发育来自骨髓，是全身单核吞噬细胞系统的重要组成部分，也是肝脏防御系统的主要成员，在全身和肝脏疾病的预防及治愈中起到重要作用。

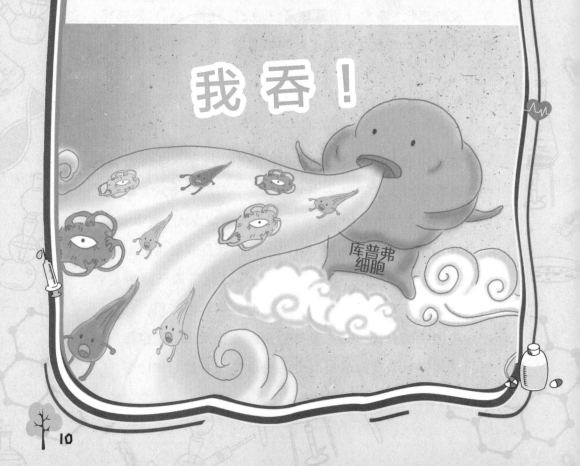

10. 肝脏具有造血功能吗?

肝脏在人体胚胎第 8 ~ 12 周的时候是主要造血器官,以后骨髓、脾脏逐渐具有造血功能,到妊娠足月时,造血的角色被骨髓所取代,肝脏造血功能停止。但是在某些病理情况下,比如慢性失血的情况下,肝脏仍有可能恢复它的造血功能。肝脏发生疾病可引起血液的异常变化(如红细胞数量减少或发生病变),引起溶血及各种贫血。

11. 肝脏能调节血液循环吗?

中医上有种说法叫做"肝藏血",这种说法有一定的科学道理。这是因为肝脏是人体的一个"小血库",可以调节血液循环。肝门静脉的血液富含来自消化道及胰腺的营养物质。当血液流经窦状隙时,营养物质被肝细胞吸收,再经肝细胞加工,一部分排入血液供机体利用,其余的暂时贮存在肝细胞内,在机体失血时,从肝静脉窦排出较多的血液,以补偿周围循环血量的不足。

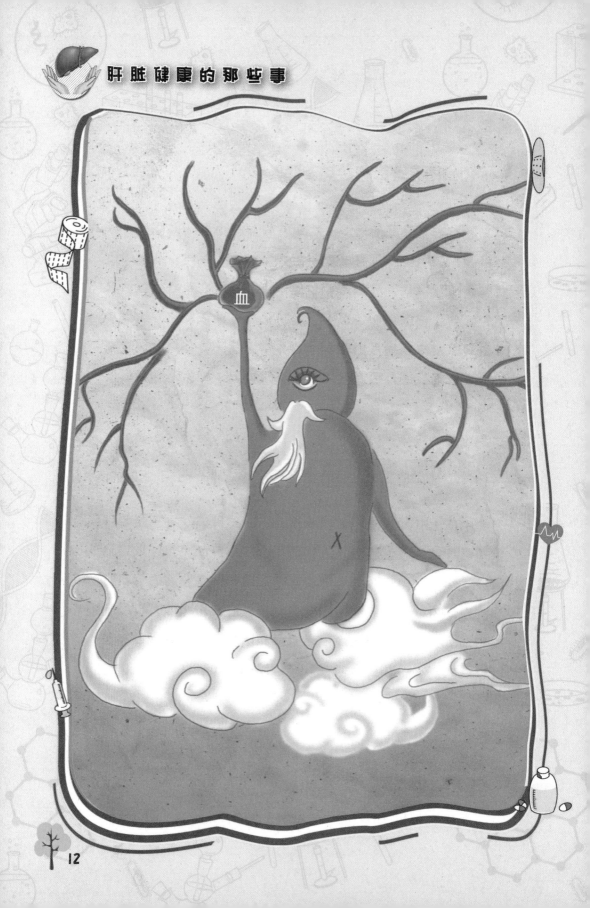

12. 肝脏是怎样排毒和解毒的？

肝脏被称为"人体化工厂"，是人体新陈代谢的重要场所，也是人体的主要解毒器官，它将有毒物质变为无毒的或溶解度大的物质，随胆汁或尿排出体外，保护人体免受损害。肝脏解毒主要通过四种方式：①化学方法，如氧化、还原、分解、结合和脱氧作用；②分泌作用，一些重金属（如汞）以及来自肠道的细菌，可随胆汁分泌排出；③蓄积作用；④吞噬作用，如门静脉血液中 99% 的细菌经过肝静脉窦时被吞噬。肝脏的血流量极为丰富，每分钟进入肝脏的血流量为 1000 ～ 1200 mL。门静脉收集自腹腔流来的血液，血液中的有害物质及微生物等在肝内被解毒和清除。肝脏的这一滤过作用对人体来说非常重要。

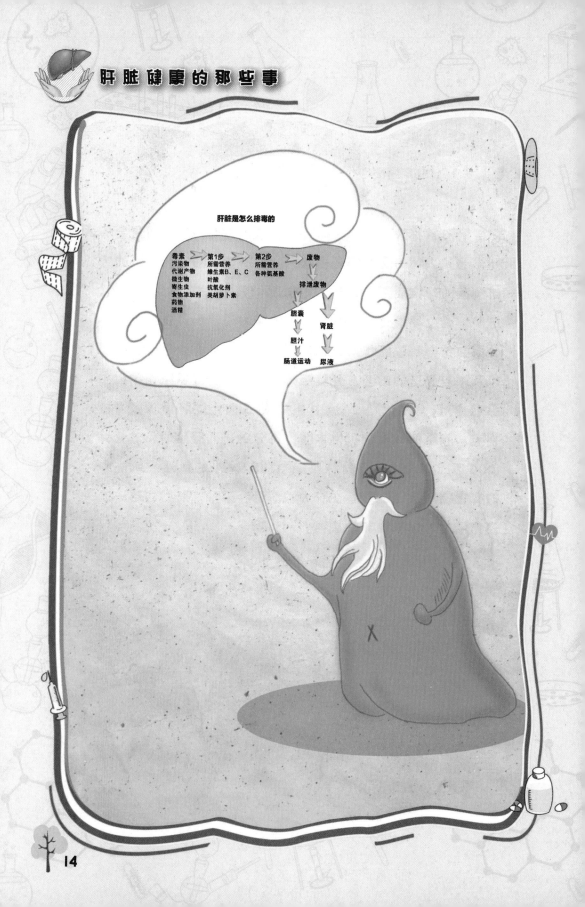

第二部分
教您看懂肝脏检查报告

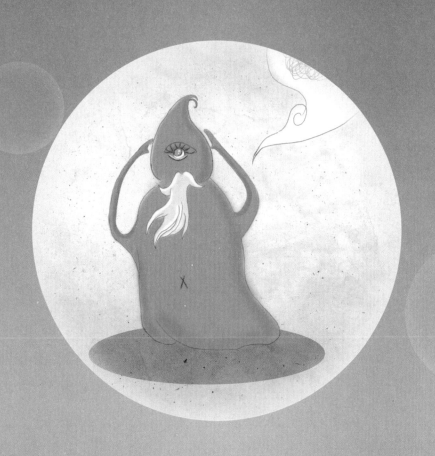

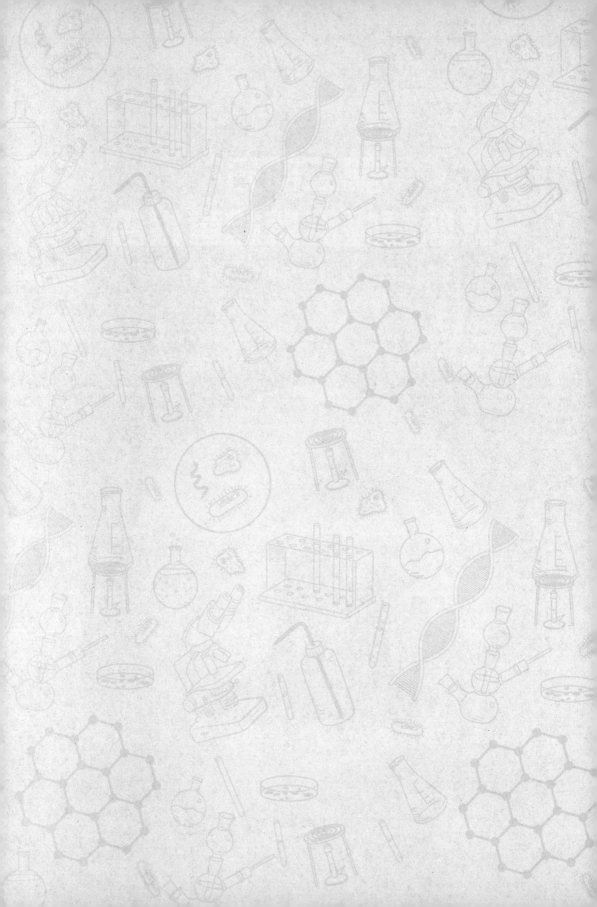

1. 肝脏的检验指标有哪些？

临床上一般通过抽血化验来反映肝功能情况，即检测谷丙转氨酶、谷草转氨酶、γ-谷氨酰转肽酶、间接胆红素、直接胆红素、碱性磷酸酶、血清白蛋白、血清总蛋白、总胆汁酸水平。当肝功能指标出现异常时，往往提示肝脏病变可能，需要及时进一步完善相关检查，明确肝功能异常的原因，针对病因进行治疗。

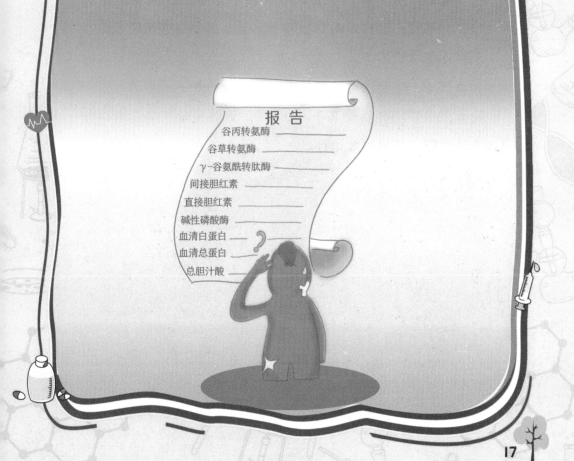

报 告

谷丙转氨酶 _____

谷草转氨酶 _____

γ-谷氨酰转肽酶 _____

间接胆红素 _____

直接胆红素 _____

碱性磷酸酶 _____

血清白蛋白 _____

血清总蛋白 _____

总胆汁酸 _____

2. 什么是谷丙转氨酶？

谷丙转氨酶是机体内参与氨基酸代谢的酶，在肝细胞胞浆里的水平是血液中的 100 倍。血清中谷丙转氨酶的水平是肝细胞损伤的敏感指标：正常人血清中谷丙转氨酶水平为 40 U/L。如果肝细胞受到损伤，此酶就会从肝细胞浆中释放到血液中，导致血清中谷丙转氨酶升高，从而反映肝细胞受损。

与此同时，血清中谷丙转氨酶的水平也受其他因素影响，如熬夜、剧烈运动、饮酒等。当血清中的谷丙转氨酶在正常水平 2 倍以下（即 60 ~ 70 U/L），可休息观察一段时间再复查，若还保持升高状态则需要进行更进一步的检查。当血清中谷丙转氨酶高于 100 U/L，则需及时查明该水平升高的原因，开展相应治疗。

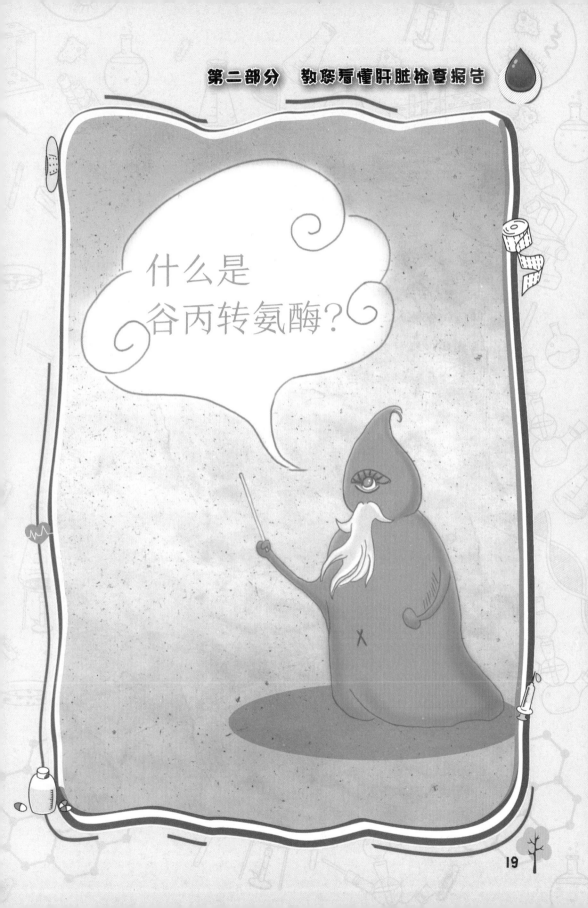

3. 什么是谷草转氨酶？

　　谷草转氨酶是转氨酶中比较重要的一种，主要存在于心肌细胞和肝细胞线粒体内，常人血清中谷草转氨酶水平为 4 ~ 40 U/L。当肝脏发生严重坏死或破坏时，会引起血清中谷草转氨酶水平升高。检测血清中此酶水平可用以协助诊断疾病和观察预后。若肝炎患者此水平一直居高不下，反映肝细胞炎症始终未停止，肝细胞肿胀、坏死等病变持续存在。

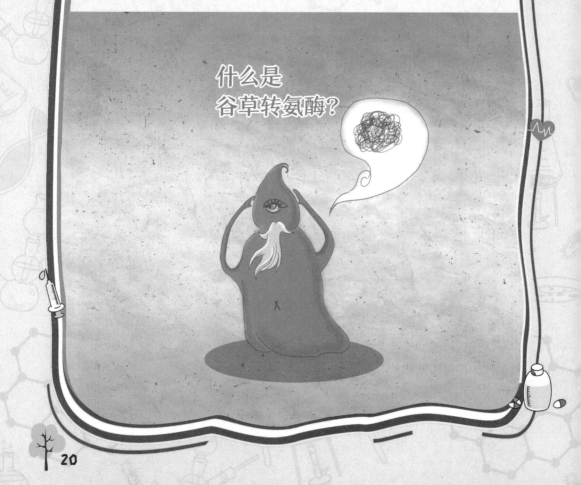

什么是
谷草转氨酶？

4. 什么是 γ - 谷氨酰转肽酶？

γ - 谷氨酰转肽酶（γ-GT）广泛分布于人体组织中，肾内最多，其次为肝脏和胰腺，在肝内主要分布于肝细胞浆和肝内胆管上皮中。正常人血清中的 γ-GT 主要来自肝脏，水平为 3 ～ 50 U/L。慢性活动性肝炎、酒精性肝炎、酒精性肝硬化、脂肪肝、肝内或肝外胆管梗阻、原发性或转移性肝癌等都会引起血清中 γ-GT 水平升高，其他疾病如心肌梗死、急性胰腺炎及服用某些药物等也可使血清中 γ-GT 水平升高。

5. 什么是间接胆红素？

间接胆红素主要是由红细胞被破坏而来，经肝脏代谢后变为直接胆红素，随胆汁排入胆道，最后经大便排出。间接胆红素偏高可能是肝细胞受到损伤，肝脏的代偿能力低下等，没有能力加工间接胆红素，造成肝细胞性黄疸。

6. 什么是直接胆红素？

　　直接胆红素又称结合胆红素，是由间接胆红素进入肝脏后受肝内葡萄糖醛酸基转移酶的作用与葡萄糖醛酸结合生成。当经肝细胞处理后的胆红素从胆道排泄发生障碍，出现胆汁淤积的情况时，血清中直接胆红素的水平升高。临床上测定血清中直接胆红素水平可以用于黄疸类型的诊断和鉴别诊断。但胆汁淤积又分两种情况，一种是先天性的直接胆红素升高，见于遗传性疾病，另一种情况是梗阻导致，所以在临床中检测到血清中直接胆红素水平升高时，要及时进一步检查，明确疾病的原因。

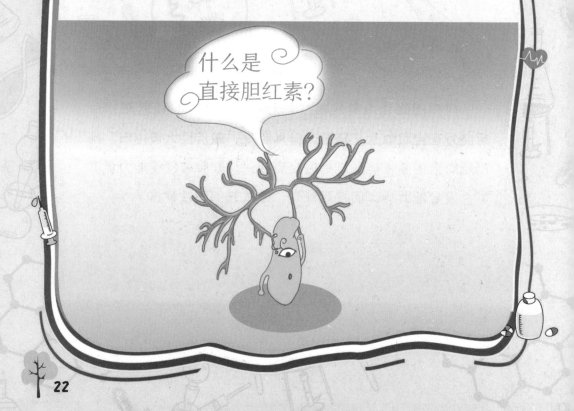

什么是直接胆红素？

7. 什么是碱性磷酸酶？

碱性磷酸酶是经肝脏向胆外排出广泛分布于人体组织中的一种酶。临床上对血清中碱性磷酸酶的检测主要用于骨骼、肝胆系统疾病的诊断和鉴别诊断，尤其是黄疸的鉴别诊断。阻塞性黄疸、原发性肝癌、继发性肝癌、胆汁淤积性肝炎等会引起血清中的碱性磷酸酶水平升高。其他情况如佝偻病、骨上肿瘤、软骨病、肾病、重度贫血、甲状腺功能不全、白血病等也可使血中碱性磷酸酶水平升高。

8. 什么是胆碱酯酶？

胆碱酯酶是一类糖蛋白，检测血清中胆碱酯酶水平是协助诊断有机磷中毒和评估肝实质细胞损害的重要手段。此外，肾脏疾病、肥胖、甲状腺功能亢进症等也会引起此酶的活性增高，血清胆碱酯酶水平可以作为判断病情程度和预后的一项临床指标。

9. 什么是血清总蛋白？

血清总蛋白是各种蛋白的复杂混合物，主要由血清白蛋白和血清球蛋白组成，其水平为肝功能化验里的常见指标。血液中的白蛋白、球蛋白、纤维蛋白原、凝血酶原和其他凝血因子等均由肝细胞合成。当肝脏发生病变时，肝细胞合成蛋白质的功能减退，血清总蛋白发生质和量的变化。临床血清总蛋白水平的测定可协助诊断肝脏疾患，并作为疗效观察、预后判断的指标。

10. 什么是血清白蛋白？

血清白蛋白是人血浆中的蛋白质，主要在肝脏合成，是人体血浆中水平最丰富的蛋白质，约占血浆总蛋白的60%。若血清白蛋白水平降低，说明肝脏的损害影响了白蛋白的合成，常见于肝脏的疾病，如亚急性重症肝炎、慢性中度以上的持续性肝炎、肝硬化、肝癌等。白蛋白持续下降，提示肝细胞坏死进行性加重，预后不良。

11. 什么是血清球蛋白？

血清球蛋白由人体单核吞噬细胞系统合成，以 r– 球蛋白为主，主要用于免疫缺陷病、传染性肝炎、麻疹、水痘、腮腺炎、带状疱疹等的防治。慢性肝病如肝硬化、慢性活动性肝炎、自身免疫性肝炎、酒精性肝炎等可引起血清球蛋白水平的升高。慢性炎症、感染、自身免疫性疾病等也可引起血清球蛋白水平的升高，所以在临床中检测到血清球蛋白水平升高时，要及时做进一步检查，明确疾病的原因。

12. 什么是胆汁酸？

胆汁酸是胆汁的重要成分，在脂肪代谢中起着重要作用。当肝外胆汁阻塞时，血清中胆汁酸水平显著升高。临床上对血清中胆汁酸水平的测定主要用于评估肝细胞毒性药物急性中毒患者的肝损伤，以及跟踪检查此类患者的肝功能。急性肝炎、胆汁性肝硬化、婴儿胆汁郁积、妊娠期肝内胆汁郁积、肝癌、良性复发性肝内胆汁郁积等大多数肝内胆汁郁积患者，血清中胆汁酸水平均明显升高。

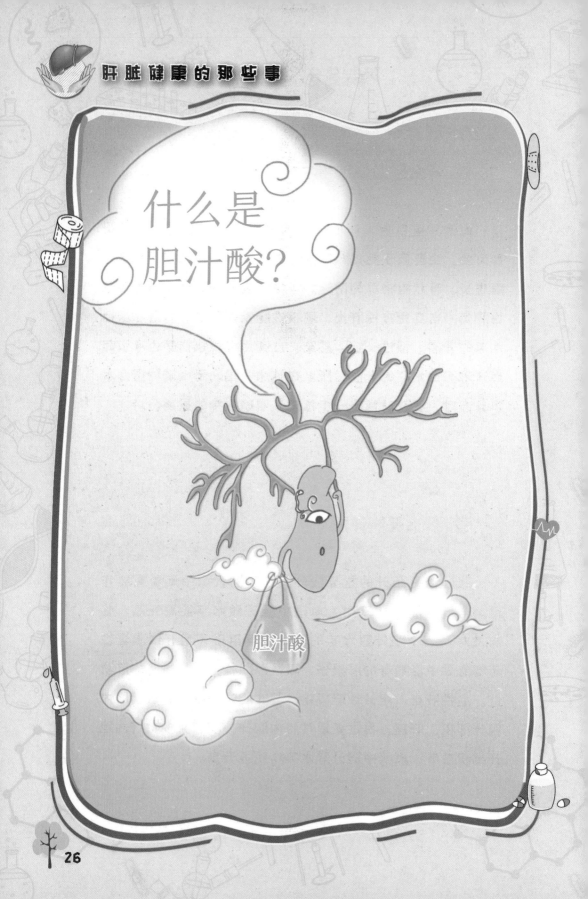

什么是
胆汁酸?

胆汁酸

第三部分
有用的肝脏检查高频词

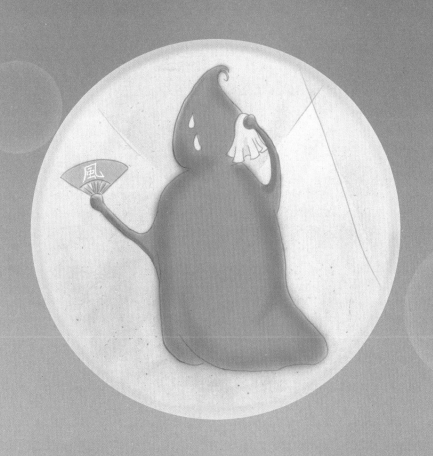

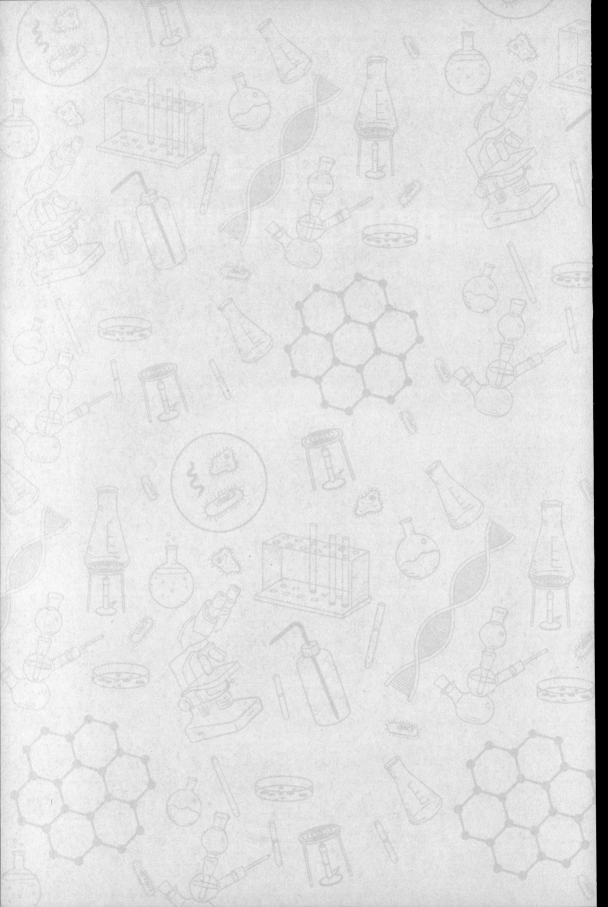

1. 什么是脂肪肝？

人长得过胖，会被调侃为"油腻"，那肝脏"油腻"了呢？可能成为"脂肪肝"。脂肪肝指各种原因引起的肝细胞内脂肪堆积过多，久而久之引起肝脏慢性损伤，可表现为乏力、恶心、呕吐或右上腹不适等。脂肪肝属于常见的肝脏病理改变，但可以逆转，及时采取有效措施后，肝功能可恢复正常。大多数脂肪肝的发生与过度饮食密切相关，还有其他多种因素如长期大量酗酒、营养不良等。近年来，我国脂肪肝发病率在不断升高，且发病年龄趋于年轻化。

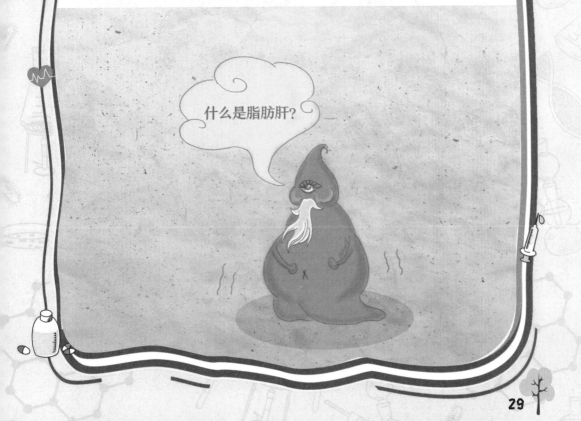

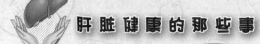
2. 查出脂肪肝该怎么办？

如果体检查出有脂肪肝，首先要树立信心，这是一种可逆性疾病，积极处理是可以改善甚至治愈的；其次，应在医师的协助下找到引起脂肪肝的原因。脂肪肝分为很多类型，如肥胖性脂肪肝、酒精性脂肪肝、快速减肥性脂肪肝、营养不良性脂肪肝、糖尿病性脂肪肝等，需要针对病因有的放矢地采取治疗措施。如肥胖性脂肪肝患者需调整饮食结构，增加体育运动；酒精性脂肪肝患者要戒酒；糖尿病性脂肪肝患者应控制血糖等。

3. 黄疸是怎么形成的？

　　黄疸在临床上表现为巩膜、黏膜、皮肤被染成黄色，很多患者发现自己眼睛黄了，全身皮肤黄了，其实呢，肚子里的器官也黄了，只是我们看不到。这是怎么回事呢？这其实与一种叫胆红素的物质密切相关。胆红素是人体代谢的产物，当胆红素产生过多或者代谢不正常时，过多的胆红素就会进入血液，随血液流遍全身。因眼球上的巩膜与胆红素有较强的亲和力，所以眼睛黄染常出现在黏膜和皮肤黄染之前。当血清总胆红素水平为 17.1 ~ 34.2 μmol/L 时，肉眼看不出黄疸，称隐性黄疸或亚临床黄疸；当血清总胆红素水平超过 34.2 μmol/L 时，临床上即可发现黄疸，也称为显性黄疸，这时巩膜、皮肤、黏膜及其他组织和体液出现黄染的现象。

4. 哪些疾病会引起黄疸？

黄疸主要分为生理性黄疸及病理性黄疸。生理性黄疸主要发生于婴儿，大部分初生婴儿的黄疸是生理发展的正常现象，通常在婴儿出生后 3 ~ 4 天出现，持续几天，出生后第 5 天到达黄疸高峰期。这类黄疸不需要治疗，到婴儿 7 ~ 10 天肝脏发育成熟后便会恢复正常。

病理性黄疸的发生原因很多，主要由以下这些情况或疾病引起：

（1）胆红素生成过多，如先天性溶血性黄疸、获得性溶血性黄疸；

（2）肝内胆汁淤积，如肝炎、药物性肝炎、妊娠期复发性黄疸；

（3）肝外胆管阻塞，如胆结石、胰头癌、胆管或胆总管癌、壶腹癌、胆管闭锁等；

（4）肝内胆管阻塞，如肝内胆管结石、肝脏肿瘤以及肝吸虫病等。

5. 黄疸患者为什么会皮肤瘙痒？

胆红素是人体代谢的产物，如果胆红素过多，超过了肝脏的处理能力，就会引起黄疸。这些过多的胆红素随血液流遍全身，在皮肤处会刺激感觉神经末梢而引起皮肤瘙痒。这种"瘙痒"确实难以忍受，让人坐立不安。黄疸患者出现皮肤瘙痒时，尽量不要用手抓挠皮肤，以防皮肤破损后造成局部感染。可以用温水轻轻擦洗，减轻瘙痒症状，也可使用炉甘石洗剂等药物擦拭，但是，最有效的治疗还是得回到根本上来——解除黄疸发病原因，将血液中胆红素水平降低。

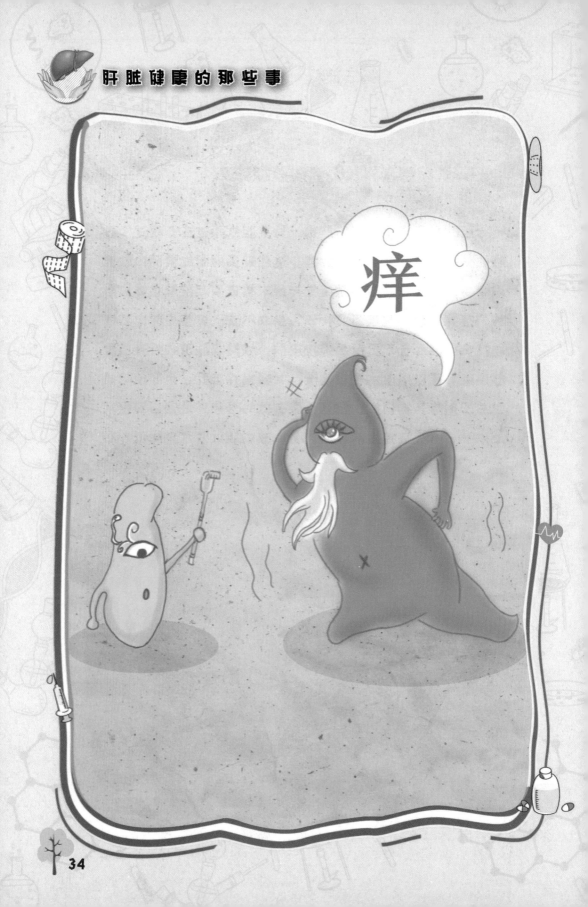

6. 什么是乙肝大三阳？

　　"乙肝（全称乙型病毒性肝炎）五项"检测时，如果患者的乙肝表面抗原阳性、乙肝 e 抗原阳性、乙肝核心抗体阳性时，被称为"大三阳"。乙肝大三阳代表已经被乙肝病毒感染，而且可能是慢性感染的状态。乙肝处于大三阳状态时传染性较强，如果不及时有效清除病毒，可能会导致乙肝慢性化。乙肝病毒的慢性感染，实际上对身体伤害不大，但是慢性感染后，会增加患肝硬化或肿瘤的风险。患者应定期到专科医院进行相应的化验检查，如进行乙肝病毒量的检测（即乙肝 DNA 检测），病毒载量越高，传染性越强，要尽早进行抗病毒治疗。

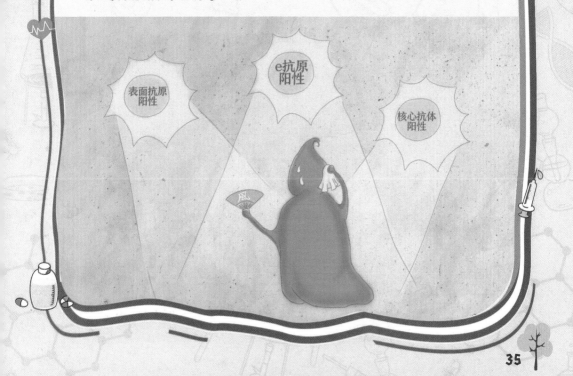

7. 什么是乙肝小三阳？

慢性乙肝患者或乙肝病毒携带者，经过乙肝病毒免疫学检查，结果乙肝表面抗原、乙肝 e 抗体、乙肝核心抗体均为阳性，俗称"小三阳"，通常提示人体针对乙肝 e 抗原产生了一定程度的免疫力。一般认为小三阳的传染性较小，但是如果检查乙肝病毒核酸（HBV-DNA）依然为阳性，表示病毒血症存在，仍然具有传染性，需要及时采取有效治疗。对于小三阳患者来说，如果 HBV-DNA 检查发现为阳性，证明病毒复制活跃度还比较高，病情可能还会继续加重。所以小三阳患者不仅要看肝功能的状况，还要看 HBV-DNA 是否复制活跃，应在积极抗病毒治疗后定期复查 HBV-DNA，以了解乙肝病毒控制情况。

8. 什么是乙肝小二阳？

乙肝小二阳一般是指"乙肝五项"检测当中的乙肝表面抗原和乙肝核心抗体这两项呈阳性，代表病毒在免疫清除下处于一种变化状态。

小二阳往往是一种过渡状态，时间长了以后，可能就会出现小三阳或者大三阳这两种状态。这种持续状态因人而异，不同的人持续时间不同，如果是正在进行乙肝抗病毒治疗，一定不能在这个时候停药，需要继续治疗，否则前功尽弃。那为什么小二阳患者做检查时检测不到乙肝 e 抗原和 e 抗体呢？这是由于在一般情况下乙肝 e 抗原和 e 抗体互相中和，或者是乙肝的 e 抗原已经消失了但是 e 抗体还没有产生，结果仅仅检测出乙肝表面抗原和乙肝核心抗体。

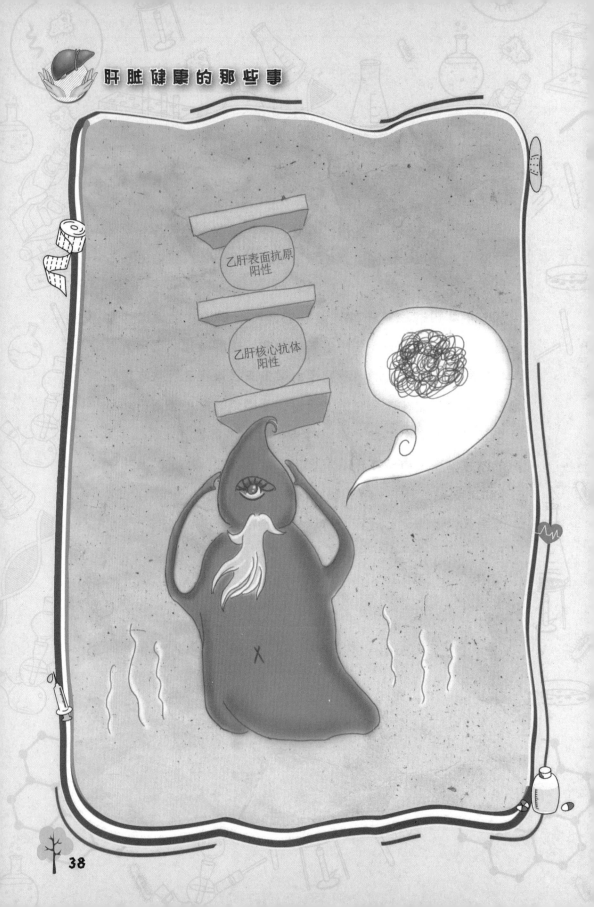

9. 甲胎蛋白 (AFP) 高了怎么办？

如果检查发现甲胎蛋白升高，要注意是否同时存在肝脏受损。第一种情况，如果同时伴有转氨酶升高，甚至出现了黄疸，那么有可能是肝损伤比较严重，有新的肝细胞再生导致甲胎蛋白升高。通过积极治疗受损的肝脏，如果肝损伤有所好转，甲胎蛋白也将随之逐渐下降。第二种情况，要注意患肝癌的可能，尤其对于本身有慢性肝损伤如慢性肝炎、丙型病毒性肝炎（简称丙肝）或者自身免疫性肝病、酒精性肝病等患者需要高度警惕，有条件的应做腹部增强 CT 来帮助明确是否患肝癌，并动态观察甲胎蛋白的变化。如患有肝癌，甲胎蛋白动态变化会比较明显，因为随着肝癌的发展，甲胎蛋白的水平也会逐渐升高。

10. 什么是肝内钙化灶？

现在大家越来越重视健康体检，有的人会在体检报告中发现有肝内钙化灶。钙化灶是怎样形成的呢？人的身体器官组织某个区域受到损害后，会通过纤维组织的生成来愈合。钙化灶其实是愈合后的产物，肝内钙化灶就是其中之一，代表这个部位曾经发生过损害，目前已愈合或者已经恢复。所以发现有肝内钙化灶时不用太过紧张或者担心。

肝内钙化灶最常见的原因，一种可能是在以前的生活中受过外伤，受过外伤之后没有注意，肝脏里的某部分出血，最后钙化形成了钙化灶。另一种可能是肝脏之前有寄生虫或者其他一些情况，比如胆道蛔虫，蛔虫死亡后发生钙化，就形成了肝内钙化灶。在诊断肝内钙化灶时，还要注意跟肝内胆管结石相区分，因为在 B 超上肝内胆管结石也会出现肝内有高回声特别亮的表现，所以这个时候我们要注意看在高回声的远端胆管有没有扩张，如果存在扩张，一般认为是肝内胆管结石的表现。

11. 什么是肝掌？

　　肝功能减退的时候，对激素的灭活出现障碍，雌激素在体内累积，刺激毛细血管充血、扩张，导致手掌大鱼际、小鱼际以及手指掌面出现片状充血，这种现象称为肝掌。肝掌出现的同时，可能伴有颈部出现红颜色的蜘蛛痣，男性可能出现乳腺发育等。肝掌出现时，提示肝脏患有疾病引起了肝功能减退或肝脏衰竭，应及时结合肝脏的相关检查，了解病因病情，积极干预治疗。

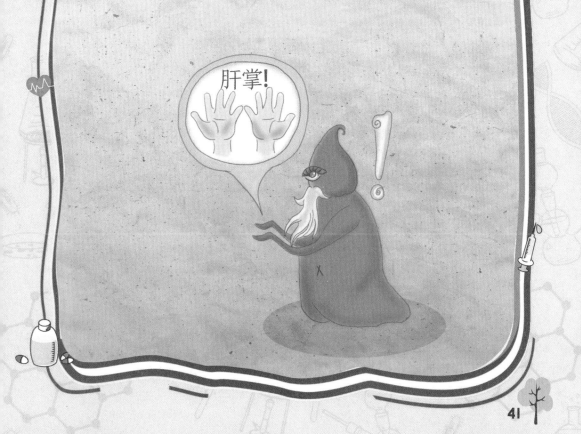

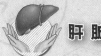
12. 什么是蜘蛛痣？

肝脏对雌激素灭活不足，导致雌激素刺激皮肤表浅毛细血管扩张，形成由中间向周围放射状排列的痣。在人体皮肤表面类似于蜘蛛一样红点的痣叫蜘蛛痣，一般是由于慢性肝病（如肝硬化）导致雌激素灭活作用降低所引起，此外，部分妊娠期妇女身上也会出现蜘蛛痣。蜘蛛痣集中在头面部、颈部、前胸部等躯干以上部位。肝病如果进一步发展，在以上部位，蜘蛛痣会增多；肝病如果得到控制，对雌激素灭活作用增强，蜘蛛痣可得到控制。

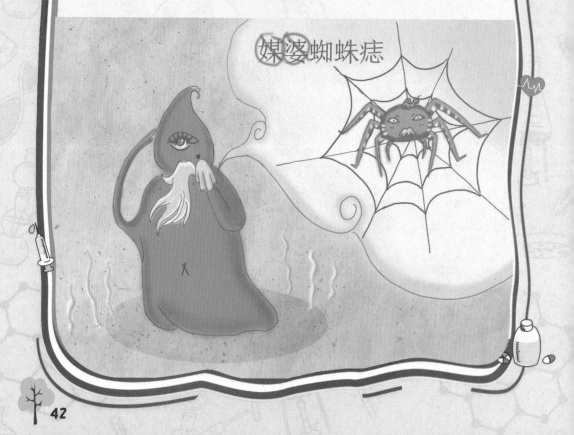

媒婆蜘蛛痣

第四部分
肝脏疾病那些事

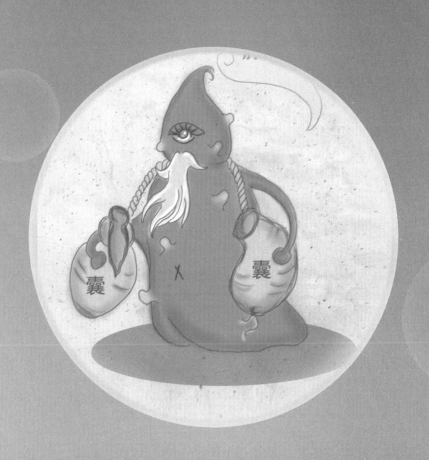

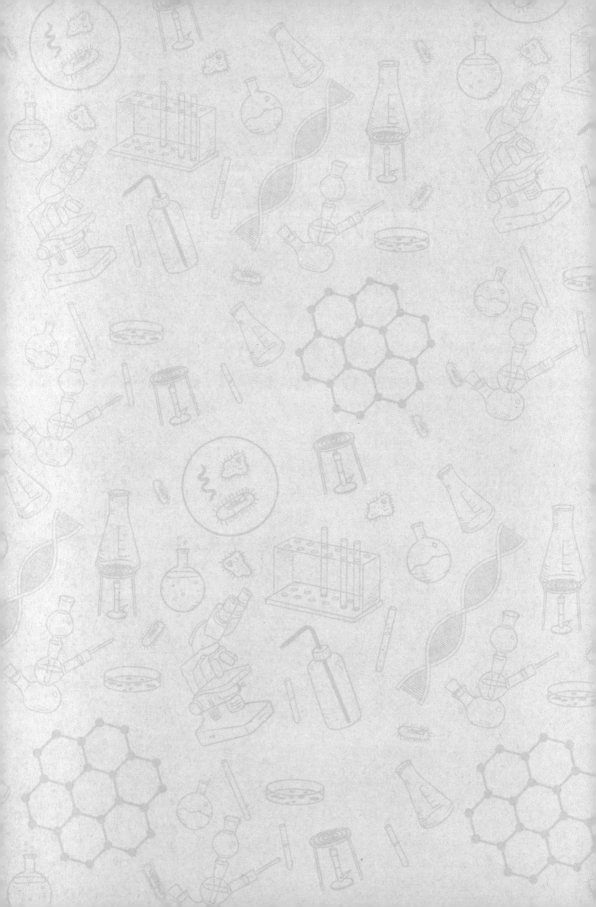

1. 常见的肝病有哪些？

　　肝脏时常会受到损伤导致肝病，我们身边常见的肝病很多。常见的肝病有病毒感染导致的急性甲型病毒性肝炎（简称甲肝）、戊型病毒性肝炎（简称戊肝）以及慢性乙肝、慢性丙肝等；有细菌感染引发的肝脓肿；还有因接触不干净的食物或水源导致的寄生虫感染，如肝血吸虫病。另外，非感染性的肝病也较为常见，如酒精性脂肪肝、非酒精性脂肪肝（过度肥胖的人群容易患有这类疾病）。药物或中毒也会引起肝病，如中毒性肝病、药物性肝病，这类肝病常见的原因包括长期使用过量染发剂、保健品、药物等。肝脏还会患上肿瘤，比如肝血管瘤、肝腺瘤、肝癌、肝肉瘤等肝脏恶性肿瘤。

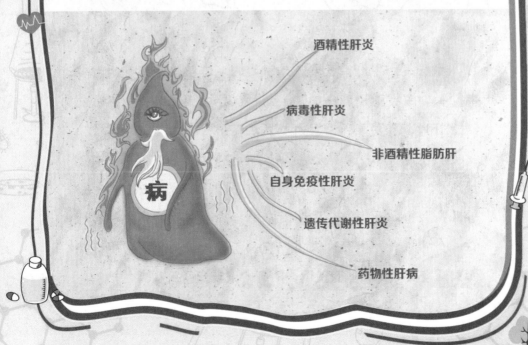

酒精性肝炎

病毒性肝炎

非酒精性脂肪肝

自身免疫性肝炎

遗传代谢性肝炎

药物性肝病

2. 常见的肝炎有哪些类型？

临床上能够引起肝脏炎症损伤的原因有很多：一是病毒造成的肝炎，分为甲、乙、丙、丁、戊和庚六种类型病毒性肝炎；二是药物损伤造成的药物性肝炎，如未按医嘱过量服用片仔癀、甲基多巴、异烟肼、利福平口服药等；三是过量饮酒造成的酒精性肝炎，发病前往往有短期内大量饮酒史，其早期可无明显的症状，但肝脏有病理改变，有明显的体重减轻、食欲不振、恶心、呕吐、全身乏力等症状；四是非酒精性脂肪肝，该类肝炎的肝脏解剖形象与酒精性脂肪肝非常相似，但患者没有酗酒史，多由于肥胖症和代谢性疾病所致。

3. 什么是甲肝？

甲肝是由甲肝病毒 (HAV) 引起的以肝脏炎症病变为主的传染病，主要通过粪—口途径传播，临床上以疲乏、食欲减退、肝大、肝功能异常为主要表现，部分患者会出现黄疸，主要表现为急性肝炎，无症状感染者较常见。任何年龄均有感染风险，儿童和青少年为易感人群。成人甲肝的临床症状一般较儿童为重。冬春季节甲肝发病的高峰期，甲肝病程呈自限性，无慢性化，引起急性重型肝炎者极为少见，随着甲肝病毒灭活疫苗在全世界的使用，甲肝的流行已得到有效的控制。

4. 甲肝可以治愈吗？

甲肝一般为自限性疾病，多数可以完全康复。治疗原则以充分休息和补充营养为主，适当的药物治疗为辅，避免饮酒、过劳以及使用可能伤害肝脏的药物。治疗主要是根据患者的临床类型、病情轻重、是否有合并症及合并症的类型，选择适当的对症治疗。

5. 什么是乙肝？

乙肝是一种由乙肝病毒引起的肝脏炎症，一般为母婴传播、血液传播和性接触传播，潜伏期为 3 ~ 6 个月。感染后患者常感觉身体乏力，可伴轻度低热，逐渐出现厌食、恶心、呕吐等表现。病情加重后会导致肝功能严重损伤，此时血液中胆红素水平增高导致黄疸。部分患者有轻微右上腹不适，触诊可触到肝大。抽血化验肝功能可见谷丙转氨酶和谷草转氨酶均不同程度升高。确诊乙肝后要及时治疗，争取最大限度消灭乙肝病毒，减轻肝细胞炎症坏死症状，延缓肝细胞的纤维化，预防肝病向肝硬化、肝癌的发展。

6. 患上乙肝，能治愈吗？

乙肝能否治愈，主要在于乙肝处于什么样的感染状态。乙肝的感染状态分为两种，第一种是一过性感染，病毒在体内存在的时间较短，主要表现为急性乙肝。这种类型容易治愈，85% 以上的人可以实现病毒完全清除，只有少部分变成慢性乙肝病毒感染状态。第二种是慢性乙肝病毒感染状态，提示乙肝病毒在体内长期存在，甚至终身存在，多表现为乙肝病毒携带状态或慢性乙肝，甚至是肝硬化。这种类型感染可使用抗病毒药物清除乙肝病毒，不过，清除血中的乙肝病毒容易，清除肝细胞中的乙肝病毒就非常难。

7. 治疗乙肝的终点是什么？

目前，乙肝的治疗目标是抑制病毒的复制，减少肝纤维化的生成，延缓肝硬化、肝癌的出现。目前乙肝的治疗有三个终点：一是基本终点，通过抗病毒治疗，患者的肝功能恢复正常，乙肝病毒复制能得到较好的抑制；二是满意终点，通过抗病毒治疗，停药后，患者肝功能正常，乙肝病毒复制能得到非常好的抑制；三是理想终点，通过抗病毒治疗，患者能够出现表面抗原消失或者表面抗体出现，患者的肝功能正常，肝脏组织得到改善。

8. 乙肝的传播途径有哪些？

　　乙肝是目前国内发病率最高的一种病毒性肝炎，其主要传播途径有三个，即母婴传播、血液传播和性接触传播。在我国实施新生儿乙肝疫苗免疫规划前，乙肝以母婴传播为主，多发生在围产期，通过乙肝病毒阳性母亲的血液和体液传播。成人主要是经过血液和性接触传播。乙肝不经过呼吸道和消化道传播，因此日常学习、工作和生活的接触不会传染乙肝。乙肝也不会经过吸血昆虫（如蚊虫、臭虫）叮咬传播。目前已经有了乙肝疫苗，注射疫苗来主动防御，能够起到有效的保护作用。

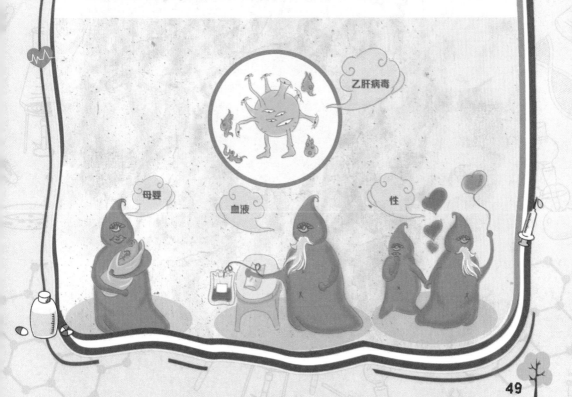

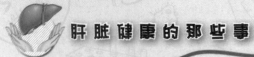

9. 什么是丙肝？

丙肝可分为急性丙肝和慢性丙肝，主要经血液、母婴、性接触等途径传播。由于丙肝病毒抗体并不能对人体形成很好的保护，因此人群普遍易感丙肝病毒，少数病例可能会发展为肝硬化和肝癌。其中，慢性丙肝患者在临床上一般没有症状，肝功能检查时转氨酶指标可能表现为正常或轻度升高，甚至是肝功能完全正常，部分患者因忽视轻度转氨酶升高，未及时干预治疗，导致丙肝发展为肝硬化，甚至是肝癌。丙肝患者一旦确诊，需要积极进行抗病毒治疗，目前临床药物治疗效果较好，可以达到清除病毒的治愈效果。

10. 丙肝如何治疗，可以治愈吗？

丙肝是完全可以治愈的，但少部分患者会复发。部分丙肝为急性感染，在病毒清除后对身体不会有太大损害。一些丙肝会发展为慢性肝炎，后续可能会发展为肝硬化、肝癌，甚至还可引起肝脏外表现，如引起肾脏问题、皮肤病变，该类情况的病情也较严重，务必及时治疗。确诊为丙肝后可进行抗病毒治疗，可通过干扰素联合利巴韦林进行治疗。目前国内已有专门的小分子药物开展新型抗病毒药物治疗，如索非布韦联合达卡他韦、吉二代、吉三代，可在 3 ~ 5 个月左右彻底治愈丙肝，且复发率很低。

11. 什么是戊肝？

　　戊肝是比较常见的传染性肝病，是由戊肝病毒感染所造成的急性、慢性的肝病，主要通过消化道途径传播，被病毒污染的食物、水源可造成传染。戊肝大多数发生于中老年患者，常见急性肝炎。经过积极的治疗后，大多数患者可以有效恢复。但是，孕妇或患有比较多基础疾病的患者，症状可能较重，甚至会发展成重型肝炎。一些慢性戊肝的病例，必要的时候可以考虑进行抗病毒治疗，推荐使用利巴韦林片等。对戊肝要足够重视，及时诊断、及时隔离、及时治疗。

12. 戊肝可以治愈吗？

　　戊肝也是自限性疾病，和甲肝一样都是急性肝炎的一种，通过积极的治疗和充分的休息，一般10天到1个月就可以治愈。戊肝的治疗以休养为主，药物治疗为辅，可以服用一些抗病毒、护肝的药物。要注意在患病初期一定要严格卧床休息，当病情好转，可以进行适当的活动，以不感到劳累为宜。饮食要注意清淡、营养均衡，可以多吃一些水果和蔬菜，不要吃很油腻的食物。

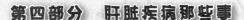

13. 什么是肝囊肿？

　　肝囊肿是肝脏长了一个囊性的肿物，属于肝脏一种囊性病变。囊肿里面一般都是液体。肝囊肿可以分为几种类型，如先天性的肝囊肿、后天性的肝囊肿，具体发病原因不明。先天性的肝囊肿是比较多见的肝囊肿类型，患者在临床上进行 B 超或 CT 检查，多数可见肝囊肿的存在；后天性的肝囊肿多由后天疾病引发，如寄生虫性肝囊肿。一般情况下，肝囊肿属于良性疾病，不需要进行手术治疗，除非它长得特别大才需要治疗。

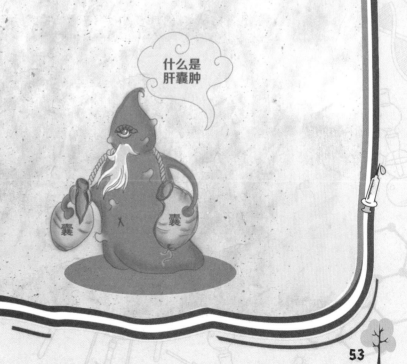

14. 肝囊肿需要手术治疗吗？

肝囊肿是一种肝的良性疾病，无须过分积极地治疗。对无症状的多发性肝囊肿一般不需要手术治疗，但在囊肿较大引起腹痛或其他不适时，可在 B 超引导下穿刺抽液，或通过外科引流、囊肿开窗等方式暂时缓解症状或手术根治。对于单发肝囊肿，应视其大小、性质及有无并发症而定。例如：直径小于 10 cm 的囊肿一般不会引起症状，也不会影响肝功能，不需要治疗；直径大于 10 cm 并出现压迫症状，甚至影响肝功能，可考虑微创肝囊肿开窗引流术，针对不能耐受手术者可在超声引导下穿刺抽液，以缓解压迫症状（但抽液后不久囊肿又会增大，需反复抽液）。应注意，当囊肿伴有感染、破裂、囊蒂扭转、囊内出血等并发症时，应尽快手术治疗。

15. 什么是肝血管瘤?

　　肝血管瘤是一种较为常见的肝良性肿瘤,临床上以海绵状血管瘤最多见,患者多无明显不适症状,常在体检时发现。肝血管瘤的确切发病原因不清楚,主要有以下几种观点:一是先天性发育异常,由先天性肝末梢血管畸形所致,主要是在胚胎发育过程中由于肝血管发育异常,引起血管内皮细胞异常增生形成肝血管瘤;二是激素刺激,雌激素可能是血管瘤的一种致病因素,女性青春期、妊娠、口服避孕药等情况可使血管瘤的生长速度加快;三是毛细血管组织感染后变形,导致周围血管充血扩张,致使血管形成海绵状扩张。一般情况下肝血管瘤通过手术完全切除后不再复发,但是,术中未处理的小血管瘤有可能继续"长大"。

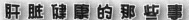

16. 肝血管瘤是否需要手术治疗？

　　有临床症状的肝血管瘤可以手术治疗，症状如腹痛、邻近器官受压、血小板异常消耗等。生长速度较快的肝血管瘤可以手术治疗。瘤体小于 5 cm 的一般无须手术治疗，但要进行定期随访；瘤体为 5 ~ 10 cm，且发生在肝周边、带蒂生长或生长于复杂危险部位的肝血管瘤，可考虑进行手术治疗；瘤体大于 10 cm，如果继续增大或是短时间快速增大，则可诱发症状或出现相应的并发症，应酌情处理，必要时手术切除。这类患者中，青年女性在妊娠期会出现瘤体增大生长加快的特点，分娩时可能引起瘤体破裂大出血的危险。另外，对从事剧烈运动的职业运动员或爱好者，如拳击、足球等，因在运动过程中可能因肝外伤导致肝血管瘤破裂，充分权衡后可考虑手术切除。

17. 什么是肝癌？

　　肝癌可能是我们最担心的一种恶性肿瘤，并有"癌中之王"之称，使人"谈癌色变"。肝癌通常分为两种，一种是原发性肝癌，另外一种叫继发性肝癌。原发性肝癌是指原发于肝脏的恶性肿瘤。继发性肝癌是指起源于全身多个器官的恶性肿瘤转移至肝部，又称为转移性肝癌。原发性肝癌主要分为肝细胞性肝癌和胆管细胞性肝癌。继发性肝癌的原发灶是其他部位的恶性肿瘤，通过血行播散等转移途径，转移到肝脏引起继发性肝癌。临床中提到的肝癌一般指原发性肝癌，肝硬化、肝炎都可能演变成原发性肝癌。原发性肝癌治疗和继发性肝癌治疗是存在区别的。原发性肝癌治疗是针对肝细胞或胆管细胞的病理类型来治疗，而继发性肝癌的治疗目标要针对原发疾病来综合处理。病理检查是鉴别肝癌最直接的手段，能够明确是原发性肝癌还是继发性肝癌。

什么是肝癌？

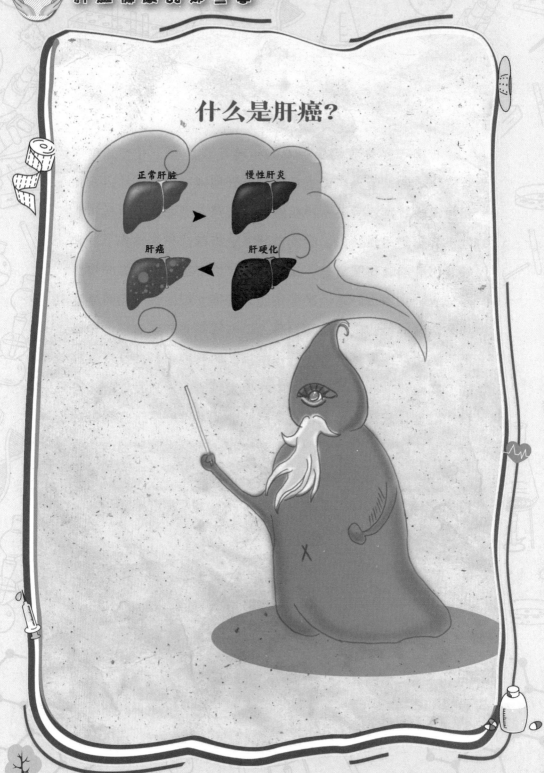

18. 为什么会得肝癌？

目前，对原发性肝癌的病因及确切分子发病机制尚不完全清楚。研究资料表明，乙肝病毒和丙肝病毒感染、微量元素缺乏、饮水污染、肝硬化及黄曲霉毒素、酒精、性激素、亚硝胺类物质等都与肝癌发病相关。继发性肝癌可通过不同途径（如随血液、淋巴液转移或直接浸润肝）导致。临床中最多见的还是以多年乙肝病史为背景的肝硬化肝癌患者，因此，控制乙肝的发展为预防肝癌的关键所在。

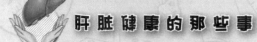

19. 肝癌需要手术治疗吗？

如果肝癌部位局限，可以积极地给予手术治疗。手术治疗是目前治疗肝癌的首选和最有效的方法，一般情况下，早期肝癌切除后 5 年存活率可以达到 50% ~ 60%。以下情况下可进行手术治疗：一是存在 3 ~ 5 个多发肿瘤，局限于相邻的 2 ~ 3 个肝段或半肝内；二是左半肝或右半肝的大肝癌或巨大肝癌，边界清楚，第一、第二肝门不受侵犯；三是肿瘤位于肝的中央区，如第四段、第五段、第六段和第八段，没有向其他部位转移；四是第一段的大肝癌和巨大肝癌；五是肝门部有淋巴结转移者，但原发肿瘤仍可切除。对于肝癌患者，肝移植是首选的手术方式，由于供体的短缺以及移植后需终身服用抗排异药物等，限制了肝移植的广泛应用。

20. 肝癌手术方法有哪些？

很多肝癌患者和家属非常关心肝癌治疗问题。目前，虽然肝癌的治疗方法不断进步，但主要治疗方法还是以手术为主的综合治疗。除了早期发现行根治性切除手术外，复发性肝癌可以二次手术，大肿瘤降期变小后再进行手术。一般多采用以下手术方法：一是肝癌根治性切除；二是二步肝切除术（ALPPS）；三是肝动脉灌注化疗栓塞；四是肝移植；五是术中局部治疗（包括射频消融、氩氦刀冷冻治疗等）。

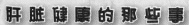
21. 肝癌除了手术治疗还有其他治疗方法吗？

肝癌的治疗最重要的就是早诊断、早治疗，并根据不同的病情，综合选用各种治疗手段来提高疗效。虽然手术是治疗肝癌的首选和最有效的方法，但对不能进行手术的患者，可采用以下几种治疗方法：一是化学药物治疗（简称化疗），原则上不做全身化疗；二是放射治疗（简称放疗），一般对情况较好，肝功能尚好，尚无转移而又不适合手术切除或手术后复发者采用，尤其是针对门静脉癌栓的患者，术前先辅助放疗或是术后辅助放疗可以延长生存；三是系统抗肿瘤治疗，包括分子靶向治疗、免疫治疗、中医中药治疗。另外还包括针对肝癌基础疾病的治疗，如抗病毒治疗、保肝利胆和对症支持治疗。

22. 肝切除后能否再生长成原来的大小？

肝切除后是不可以再生的，但是肝切除后残存肝会"长大"。切除的那部分肝与供应其营养的血管都已经切除，不会再次出现。但是，肝是可以增生的，残存的肝会在身体各种调控指令下增生变大，甚至恢复原肝的体积，可是结构与原肝不同。当然在这个过程中，机体有精确的调控，不会令肝无限制地增长。

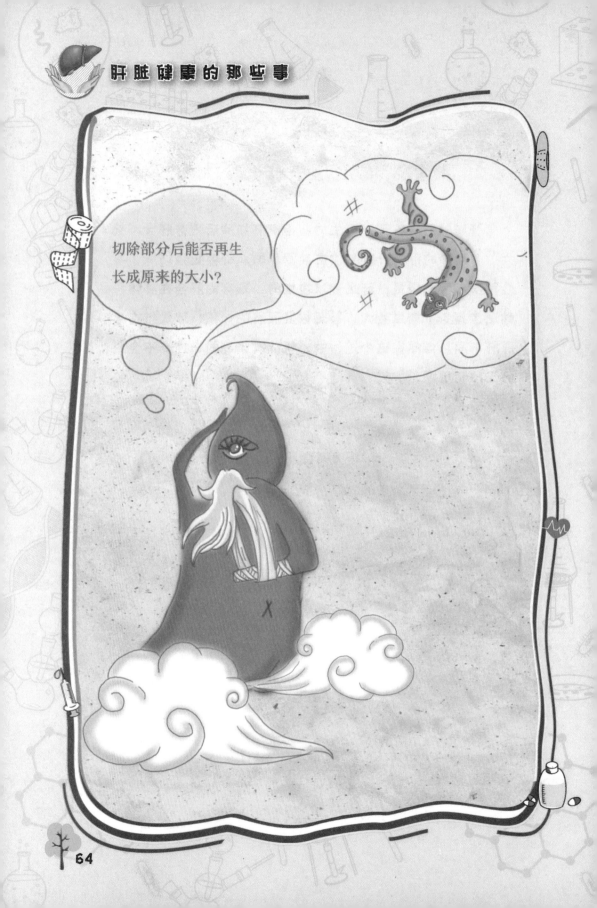

23. 手术前为什么不能吃饭喝水？

　　术前禁食、禁水是为了防止胃内食物和液体反流，患者误吸容易引起呼吸道梗阻和吸入性肺炎，严重情况下甚至引起窒息死亡。平常状态下，如果喝水被呛到，我们会出现剧烈咳嗽，这是人体的一种保护机制，而手术状态下，如果患者被水或食物呛着，后果不堪设想——手术时，患者处于深度镇静或全身麻醉状态，其保护性的呛咳反射和吞咽反射也会减弱或消失，容易发生误吸，吸入的胃酸、水、未消化的食物对肺的刺激非常大，一旦进入肺内常引发吸入性肺炎，可导致呼吸衰竭，危及生命。为了医疗安全，手术前不能吃饭喝水正是为了避免这种情况的发生。

24. 什么是酒精性肝病？

　　长期大量饮酒导致的肝损害被称为酒精性肝病，其发病率趋于年轻化、女性化。酒精性肝病临床上分成四个阶段：第一阶段是单纯性脂肪肝，第二阶段是酒精性肝炎，第三阶段是酒精性肝纤维化，第四阶段是酒精性肝硬化。单纯性脂肪肝早期时肝功能无异常，患者无典型症状，从第二阶段开始出现肝功能异常，若继续饮酒不进行保肝治疗，肝功能会继续异常至肝纤维化，到肝硬化阶段时出现出血、肝性脑病及肝肾综合征等并发症。据统计，肝硬化的发生与饮酒量和饮酒时间成正比。每天饮含酒精 80 g 的酒即可引起血清谷丙转氨酶升高，持续大量饮酒数周至数月多数可发生脂肪肝或酒精性肝炎。若持续大量饮酒达 15 年以上，有 75% 的概率可发生肝硬化。

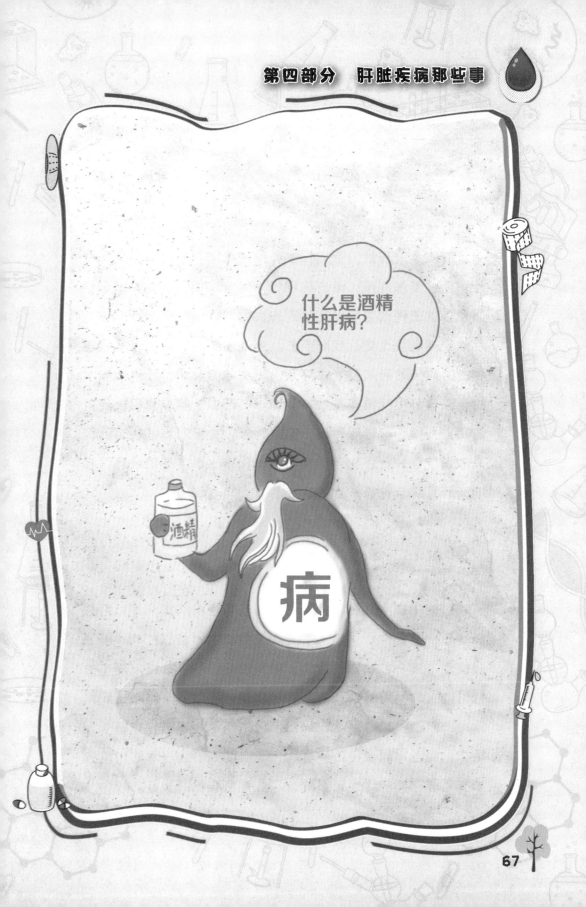

25. 什么是肝硬化？

肝硬化是一种由不同病因引起的慢性进行性弥漫性肝病，肝脏呈进行性、弥漫性、纤维性病变。具体表现为肝细胞弥漫性变性坏死，继而出现纤维组织增生和肝细胞结节状再生，这三种改变反复交错进行，结果肝小叶结构和血液循环途径逐渐被改建，使肝变形、变硬而导致肝硬化。其病理特点为广泛的肝细胞变性坏死、再生结节形成、纤维组织增生，正常肝小叶结构被破坏和假小叶形成。临床主要表现为肝功能损害和门静脉高压，可有多个系统受累，如消化系统、血液系统等。肝硬化晚期常出现消化道出血、感染、肝性脑病、肝肾综合征等严重并发症。

26. 什么是肝硬化腹水？

肝硬化腹水是肝硬化形成后由于多种病理因素（如门静脉高压、低蛋白血症等）引起腹腔内积液的临床症状。肝硬化腹水不是一种单独的疾病，而是许多肝脏疾病终末期（失代偿期）的共同临床表现。肝脏疾病一旦发展至肝硬化腹水阶段，常常提示肝硬化已经到失代偿期，如不进行积极干预治疗，将会导致病情进一步恶化。引起肝硬化腹水的常见疾病有乙肝、丙肝、酒精性肝炎、自身免疫性肝炎等。

27. 如果肝硬化腹水怎么办？

　　肝硬化患者一旦出现腹水，说明病情已进入中晚期，严格意义上讲很难逆转了，但是仍然有许多可以控制病情进一步恶化的方法，不能放任不管。例如在饮食上一定要严格控制水分和钠盐的摄入量，以"高热量、高蛋白、高维生素及适量脂肪"为饮食原则，同时在饮食方面最好以时令蔬果为主，多吃一些柔软易消化、无刺激性的食物。另外应该严格禁酒禁烟。在药物治疗上可采取如下方法减轻肝硬化腹水症状：第一种方法是服用利尿剂，同时要补充白蛋白；第二种方法是穿刺放腹水；第三种方法是使用超滤浓缩腹水回输系统，该方式不管是疗效方面，还是费用方面，都有着无可比拟的优势。

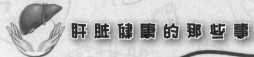

28. 什么是胆汁性肝硬化？

胆汁性肝硬化是指由高水平的胆酸、胆红素引起肝细胞变性、坏死、纤维化，进而发展为肝硬化。胆汁性肝硬化的原因和发病机制尚不清楚，可能与自身免疫有关。继发性胆汁性肝硬化是各种原因的胆管梗阻引起，包括结石、肿瘤、良性狭窄及各种原因的胆管闭塞。肝硬化代偿期无明显症状，失代偿期出现门静脉高压、肝功能减退等。患者如没有得到及时治疗，可能会并发食管胃底静脉曲张出血、肝性脑病、肝肾综合征、门静脉血栓等，严重时会造成多器官功能慢性衰竭甚至死亡。

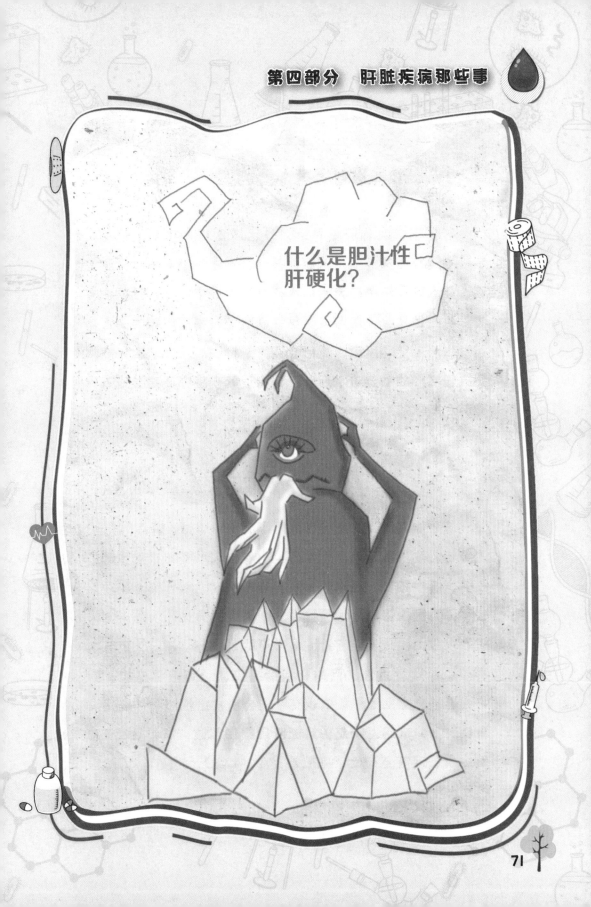

什么是胆汁性肝硬化?

29. 什么是肝性脑病？

肝性脑病又称肝性昏迷，是由严重肝病引起，使毒素不能通过肝脏解毒而进入到体循环，通过体循环到达大脑里面，导致以意识障碍为主的中枢神经功能紊乱。肝性脑病有急性与慢性之分，前者多因急性肝功能衰竭后肝脏的解毒功能发生严重障碍所致，而后者多见于慢性肝功能衰竭和门体侧支循环形成或分流术后，来自肠道的有害物质直接进入体循环至脑部而发病。

30. 什么是急性肝功能衰竭？

肝功能衰竭指的是各种原因导致肝脏合成、解毒、排泄、生物转化等功能出现严重障碍，患者出现以凝血机制障碍、黄疸、肝性脑病、腹水等为主要临床表现的综合征。肝功能衰竭分为急性、亚急性和慢性三个类型。急性肝功能衰竭常见的病因主要是感染因素，最常见的是甲肝、乙肝、丙肝病毒感染导致。另外，巨细胞病毒感染、肠道病毒感染、药物中毒、自身免疫性疾病也有可能会引发急性肝功能衰竭。急性肝功能衰竭发病急，且无肝脏损伤基础，患者往往于 3 周之内昏迷甚至死亡，死亡率达 90% 以上，各个年龄阶段均可出现。

31. 什么是慢加急性肝功能衰竭？

慢加急性肝功能衰竭是在原有基础肝病遭受各种肝损伤诱因急性打击下出现肝功能严重损伤，表现为高胆红素血症、凝血障碍、肝性脑病或腹水，继而出现全身和肝脏免疫系统异常应答，最终演变为终末阶段的多脏器功能衰竭。诊断上有慢性肝病史或有肝损伤诱因，出现总胆红素不低于 5 倍正常上限值以及凝血酶原国际标准化比值不低于 1.5，并且发病 4 周内出现腹水或肝性脑病考虑慢加急性肝功能衰竭。在慢性肝炎的基础上，出现急性原因导致的急性肝功能损害，最终导致肝功能衰竭，这种情况死亡率比较高。所以，及时诊断，明确慢性肝功能衰竭的原因，必要时行肝脏支持治疗或肝移植，是治疗慢加急性肝功能衰竭的主要方式。

32. 什么是药物性肝病?

药物性肝病也称药物性肝损伤、药物性肝炎、药物性肝损害等,是常见的肝脏疾病之一,发病率仅次于病毒性肝炎、脂肪性肝病。药物性肝病是在某种药物使用过程中,因药物的毒性损害或过敏反应所导致的肝脏损伤。目前日常生活中明确可以引起药物性肝病的保健品及药品超过1000种,占总药物及保健品的1/30。药物性肝病又可分为急性药物性肝病和慢性药物性肝病。急性药物性肝病较为多见,可在用药后数日或数月出现。慢性药物性肝病是指发生急性肝损伤6个月后仍存在血清谷丙转氨酶、总胆红素等异常以及门静脉压力升高等相关症状。

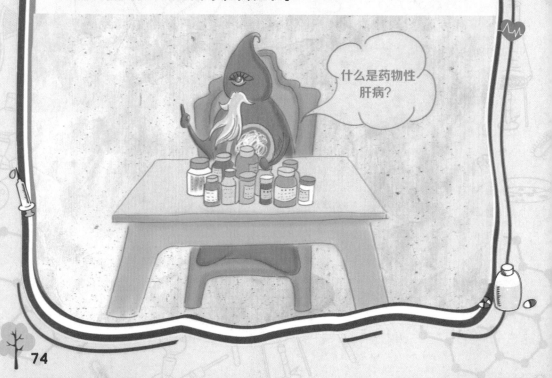

什么是药物性肝病?

33. 什么是自身免疫性肝病？

　　自身免疫性肝病是一类病因尚不明确，具有自身免疫基础的非化脓性炎症性肝病。根据受累细胞类型不同，分为两大类，即肝细胞受累的自身免疫性肝炎、胆管细胞受累的自身免疫性胆管病。后者有胆汁淤积表现，包括原发性胆汁淤积性肝硬化、原发性硬化性胆管炎、IgG4 相关硬化性胆管炎。自身免疫性肝病常共存肝外自身免疫性疾病。原发性胆汁淤积性肝硬化最终出现肝纤维化、肝硬化甚至肝功能衰竭。原发性硬化性胆管炎是一种特发性肝内胆管炎症和纤维化导致的慢性胆汁淤积性肝病。IgG4 相关硬化性胆管炎是一种免疫相关的全身性疾病，本病多见于老年患者，男性患者比例较高，常在晚期出现肝硬化时才被发现。

34. 什么是肝脓肿？

　　肝脓肿即是我们常说的细菌性肝脓肿，是指由化脓性细菌侵入肝脏形成的肝内化脓性感染灶。本病可来自胆道疾病、门静脉血行感染，直接感染较少见。脓肿多为单发且大，多发者较少而小。少数肝脓肿患者的肺、肾、脑及脾等亦可有小脓肿。临床上以寒战、高热、肝区疼痛、肝大和压痛为主要表现。随着影像学的发展和各种综合疗法的开展，本病的诊断与治疗水平均有明显的改善。早诊早治，使用抗生素有效排脓，彻底处理原发病灶以及加强全身支持治疗等，可大大降低该病致死率。近年来由于医学科学技术的飞速发展，诊治水平的不断提高，肝脓肿的发病率及死亡率已有明显下降。

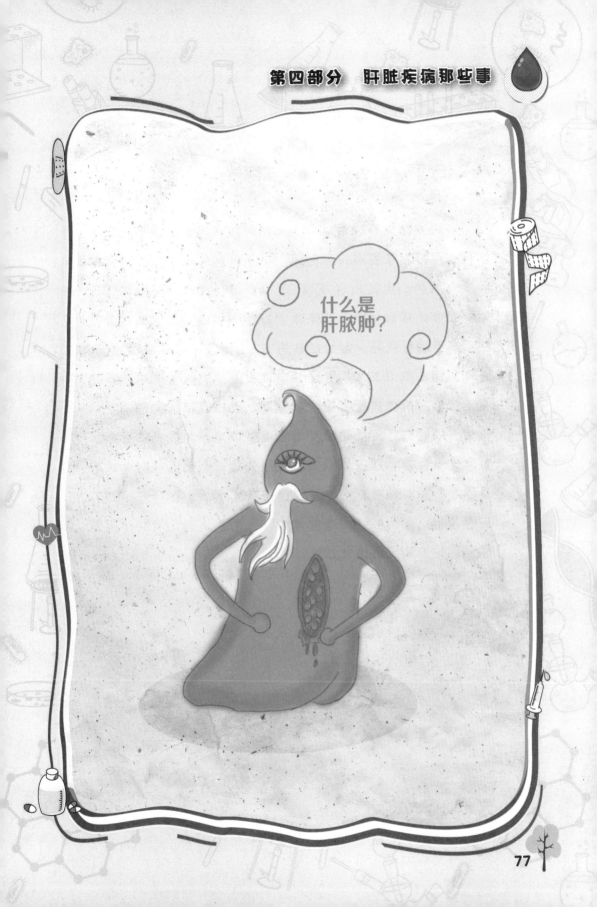

35. 肝脓肿如何预防和治疗？

　　肝脓肿作为肝脏最常见的细菌感染性疾病，通常是革兰阴性杆菌继发于胆道细菌感染。对于肝脓肿的治疗，如果脓肿没有成熟，也就是 B 超或 CT 检查没有提示形成液性暗区时，通常采用静脉输入抗生素治疗，一般选用三代头孢类抗生素。当脓肿成熟，也就是 B 超或 CT 检查提示有液性暗区，可以采用在 B 超或 CT 引导下穿刺引流，同时静脉输注抗生素治疗。对肝脓肿需要重视其预防，要提高身体的防病抗病能力，同时应尽可能避免可能诱发机体抵抗力降低的因素，如大剂量化疗、放疗以及长期使用免疫抑制剂。同时，对容易诱发肝脓肿的疾病（如肝胆管结石、肠道感染、糖尿病等）应抓紧治疗。肝脓肿患者的饮食，原则要遵循低脂肪、高营养、高维生素、易消化饮食。

36. 什么是阿米巴肝脓肿？

阿米巴肝脓肿是由于阿米巴滋养体从肠道病变处经血液进入肝脏，使肝发生坏死而形成，实为阿米巴结肠炎的并发症。其最明显的特征是很少见到纤维组织增生，临床上阿米巴肝脓肿患者有 90% 以上脓肿发生在肝右叶，而且多在顶部。阿米巴肝脓肿治愈后，在解剖上和肝功能上往往能达到完全恢复。近年来由于甲硝唑及其衍生物的应用，该病的病死率已大大降低。

37. 什么是肝包虫病？

肝包虫病多见于牧区，又称肝棘球蚴病，由细粒棘球绦虫的蚴侵入肝脏所致，典型症状有门静脉高压症状、腹部胀痛、恶心、呼吸困难等。部分患者病灶破裂幼虫进入肺部，会出现咳嗽、发热，若合并病灶支气管瘘，则可以咳出包虫内囊囊皮。该病临床表现不明显，中青年多见，初期无症状。随着囊肿增大出现腹胀、腹痛和过敏反应症状，少数可因囊肿压迫胆道产生黄疸，亦有合并感染或穿入胆管出现胆管炎甚或败血症，穿入胸腔者可出现呼吸系统症状或支气管胆道瘘，体征主要为上腹囊性肿块，有并发症者可出现相应体征。

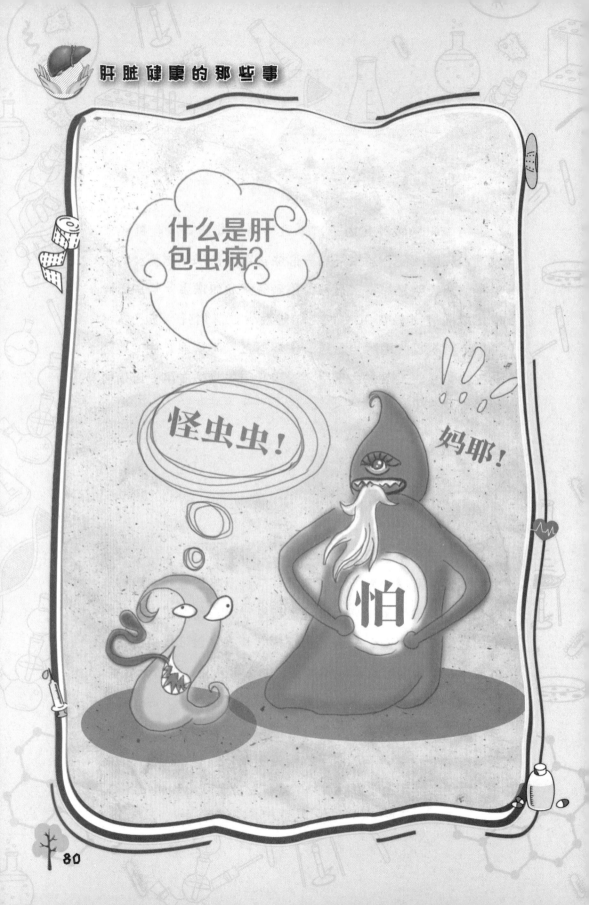

38. 肝包虫病如何治疗？

　　治疗原则是以外科治疗为主、药物治疗为辅。外科治疗主要是手术摘除内囊，严重的病例需要做肝部分切除术，甚至是肝移植。肝包虫囊腔内囊摘除术是临床上最常用的方法，手术简单、创伤小，适用于无感染的病例。药物治疗需要长期持续性治疗，阿苯达唑是抗棘球蚴病的首选药物，但单一应用阿苯达唑，临床治疗效果不理想，目前研究发现中西药物联合阿苯达唑治疗棘球蚴病可提高疗效。

39. 什么是肝内胆管结石？

肝内胆管结石是我国常见的胆管疾病，又称肝胆管结石，病因复杂，主要与胆管感染、胆管寄生虫、胆管解剖变异、营养不良等有关。急性发作的时候有肝区胀痛和发热，并发胆管化脓性感染、肝脓肿等，并出现相应症状和体征；间歇期可有肝区和胸背部不适和胀痛；晚期出现胆汁性肝硬化，也可诱发胆管癌。肝内胆管结石主要采用手术治疗。

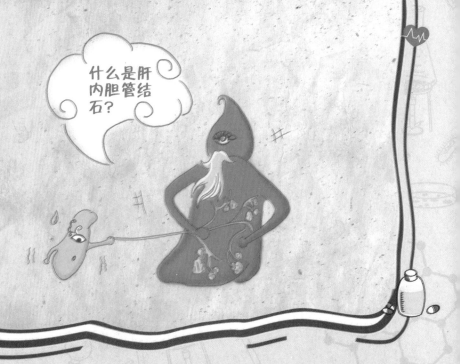

40. 肝内胆管结石需要手术治疗吗？

　　需要，因为药物治疗只能缓解症状，无法消除肝内胆管结石。手术治疗的目的是尽可能取净结石，解除胆管狭窄及梗阻，去除结石部位和感染病灶，恢复和建立通畅的胆汁引流，防止结石复发。最基本的手术治疗方法是胆管切开取石，即切开胆管狭窄的部位，取出结石。或者在手术中使用B超检查协助定位，按照位置取出结石。术中胆管镜检查并取石是尽可能取净胆管内结石最有效的方法。所以手术治疗才是彻底治疗肝内胆管结石的主要手段。另外，胆肠吻合术、肝切除术、肝移植术可适用于全肝胆管内充满结石且无法取净等病情复杂的患者。

41. 肝内胆管结石如何预防？

肝内胆管结石的发生率很高，大多数患者没有症状。预防肝内胆管结石的方法有很多，包括保持乐观、积极向上的心态，注意休息、充足睡眠、适当锻炼等。在饮食方面要注意饮食的卫生，少吃甜食，因为食用糖分过多，会改变胆汁的成分，从而造成胆汁内的胆固醇、胆汁酸、卵磷脂三者比例失调，使胆固醇积累过多，形成结石。不要过度的节食、减肥，因为空腹会造成胆汁的分泌减少，胆固醇容易沉淀形成结石。患有肝内胆管结石者应注意生活饮食，避免高脂肪和高胆固醇的饮食，以减少胆汁分泌，防止肝内胆管结石的生长，并注意饮食清淡健康，少吃辛辣食物，多吃蔬菜水果，有助于更快更好地恢复。

42. 什么是肝腺瘤？

　　这种疾病较为罕见，是一种良性的肝脏病变。该病的发生主要与使用含雌激素或合成代谢雄激素的药物有关，其他危险因素包括肥胖、代谢综合征或糖原贮积病等。临床表现范围广泛，有的无任何症状，在体检或影像学检查时被发现，有的却因病灶破裂和腹腔内出血，导致急性出血性休克。肝腺瘤在影像学上通常是边缘清晰的单个病灶，直径从几毫米到几厘米。该病最严重的并发症是腹腔内出血，可以导致出血性休克，必须急诊处理。极少数情况下，未经治疗的肝腺瘤会癌变。

43. 肝腺瘤需要手术治疗吗？

凡经检查肝脏有占位性病变，怀疑肝腺瘤或诊断不明确者，只要条件允许均可进行手术治疗，尤其是瘤体巨大、伴有内出血、肿瘤有破裂可能者更应尽早手术。手术治疗具体包括以下几种方式：一是肿瘤切除术，这是最基本也是最常用的方式，原则上能够切除者均应完整切除；二是瘤内剜除术，近年来已少采用，尤其是与恶性肿瘤无法鉴别时应尽量避免采用此手术；三是肝动脉结扎及栓塞术，瘤体巨大无法切除或位置深时采用，对减缓肿瘤生长速度，防止瘤体出血破裂有一定作用；四是急诊手术切除或选择性肝动脉栓塞术；五是采用经皮射频消融治疗肝腺瘤，但限于肿瘤直径在5 cm 以下的患者。

44. 什么是肝局灶性结节性增生？

　　肝局灶性结节性增生是肝脏一种少见的良性病变，至今发病原因不清楚。患者大多数无症状，常在做超声检查或腹部手术时意外发现。有症状的患者可表现为右上腹疼痛、不适、肝大或右上腹包块。体检可发现肝脏位于右肋缘下或右上腹有一质硬肿块，有压痛、表面光滑，随呼吸上下移动等。

　　由于近年来影像技术的发展，肝局灶性结节性增生的报道逐渐增加。该病曾有多种名称，如局灶性肝硬化、肝错构瘤、肝炎性假瘤等，后来被统一命名为肝局灶性结节性增生。

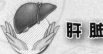

45. 肝局灶性结节性增生如何治疗？

治疗方法首选手术切除。肝局灶性结节性增生是一种肝脏良性肿瘤样占位性病变，导致肝功能不全甚至衰竭，并有可能发生恶性病变，可行腹腔镜下肝部分切除术。目前腹腔镜下肝部分切除术的技术日益成熟，患者恢复快，住院时间较短，愈后较好。但肝局灶性结节性增生鉴别诊断难度较大，仅凭影像学检查，难以确定此种占位性病变增生的性质，特别是在与肝脏恶性肿瘤相鉴别时，误诊率较高，及时手术切除可避免延误治疗。对于有手术禁忌或肿块巨大不适宜手术治疗的患者，可采用肝动脉栓塞，使肿块缩小，但仍须严密观察，定期随诊。

46. 什么是门静脉高压？

门静脉高压也称门脉高压，指门静脉系统血流受阻和 / 或血流量增加，导致门静脉系统压力不正常地持续升高。正常门静脉压力为 5 ~ 10 mmHg，当门静脉压力或肝静脉楔压大于 12 mmHg 即为门静脉高压。门静脉高压的临床表现因病因不同有所差异，但主要是脾肿大和脾功能亢进、呕血、黑便以及腹水。引起门静脉高压的病因很多，主要为各种原因引起的肝硬化，在我国以乙肝或丙肝后肝硬化多见。门静脉高压一般病情发展缓慢，慢性乙肝或丙肝的部分患者如果不积极治疗均可能出现门静脉高压。

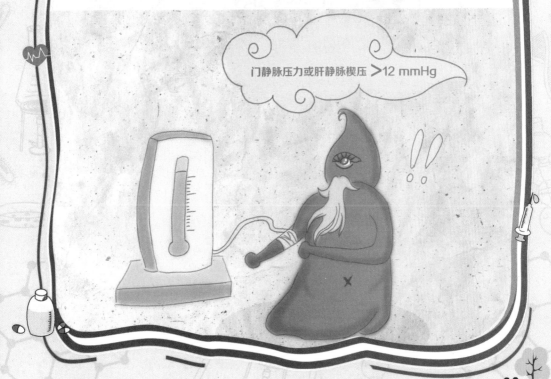

门静脉压力或肝静脉楔压 >12 mmHg

47. 门静脉高压如何治疗？

引起门静脉高压的病因比较复杂，所以治疗方式也较多，如药物治疗、手术治疗和对症治疗，需要根据患者的病情进展、严重程度、个人身体素质选择合适的治疗方式，治疗方式可存在个体差异。具体治疗方式有两种：一种是手术治疗，包括选择性分流术、非选择性分流术以及断流术，手术治疗门静脉高压前需全面评估患者手术适应证和手术耐受性，特别要评估肝脏储备功能、门静脉高压程度以及肝脏和门静脉的血流动力学状况；另一种是药物治疗，运用血管加压素、生长抑素、普萘洛尔降低门静脉压力，减少出血风险。

48. 什么是肝结核？

　　肝结核是由于结核分枝杆菌定植于肝脏组织而引起的疾病，有时因肝外原发灶较小或已痊愈，不能查出原发病灶，好发于结核分枝杆菌感染的患者。根据结核分枝杆菌感染肝脏的同时是否伴有肝外结核，可分为原发性肝结核和继发性肝结核两种。原发性肝结核非常罕见，在结核病例中所占比例极小。大部分肝结核患者伴有肝外结核，如肺结核、结核性脑膜炎和肠结核等，因此，临床表现多为肝外结核的症状，大多数起病缓慢，也可能当发现肝结核时，原发结核灶已吸收或纤维化、钙化。

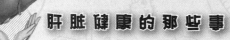

49. 肝结核如何治疗？

抗结核治疗是主要手段。治疗周期一般为 3 个月，较为常用的药物主要包括利福平、异烟肼、吡嗪酰胺、乙胺丁醇、链霉素等，整个抗结核疗程常需 1 年半至 2 年。出现脓肿时，可反复肝穿刺抽脓、脓肿局部链霉素冲洗后，注入异烟肼抗结核，必要时可进行外科手术治疗。局限性结核病、融合性大结节或团块可行肝部分切除术、肝段切除术或肝叶切除术。较大的干酪性脓肿可酌情行肝段、肝叶或半肝切除。超越半肝范围的大脓肿宜行排脓引流术，或切除部分囊壁，尽量清除干酪样物质后，放链霉素粉剂，再用大网膜充填残腔。大多数患者经积极抗结核治疗后可治愈，愈后较好，但少数患者会并发其他疾病，愈后相对较差。

50. 什么是先天性肝内胆管囊状扩张症？

先天性肝内胆管囊状扩张症又称为交通性海绵状胆管扩张症，是一种罕见的先天性胆道疾病，目前认为该病是一种常染色体隐性遗传性疾病。该病可发生于任何年龄，其中儿童及青少年多发，男性患者多于女性患者，临床表现多种多样，无特异性，典型者可表现有腹痛、黄疸和腹部肿块等症状。患者常因胆汁淤滞而导致反复发作的持续性胆管炎，继发感染者有发热。病变压迫十二指肠可引起食欲不振、恶心、呕吐等消化道症状。儿童可有胆汁样便，偶可致肝脓肿，严重者可发生败血症，常伴发多囊肾。

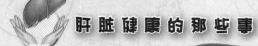

51. 先天性肝内胆管囊状扩张症如何治疗？

目前主要治疗方法是手术治疗，手术方式的选择依据患者病情而定，原位肝移植可取得较好治疗效果。一般可采取手术治疗的情况为：①有明显临床症状；②囊肿局限于肝脏一叶或一段，能用手术彻底切除；③合并有感染或肝内、外胆管结石；④合并胆总管囊状扩张；⑤疑有恶性变而尚可手术治疗者。传统的非手术治疗主要以保肝为主，辅以对症治疗，主要适用于无明显临床症状者、无严重并发症者、无可疑恶性变者、肝纤维化晚期及肝功能不全者及癌变晚期者。此外，存在多发性病变不易手术切除的患者，可以采取姑息性治疗及相应的对症处理。

第五部分
如何爱护我们的肝脏

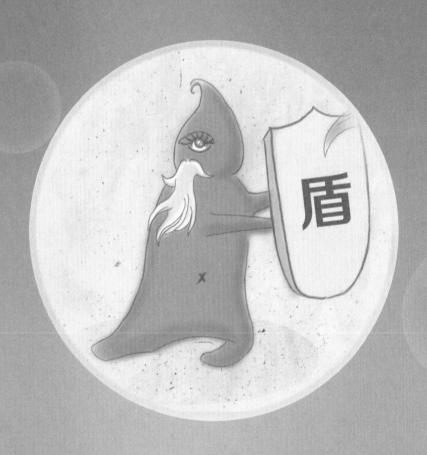

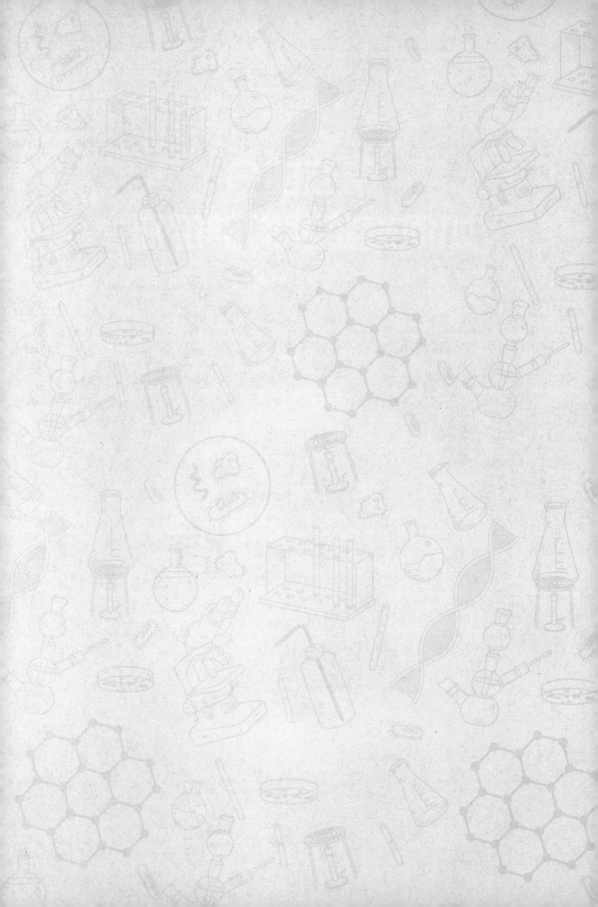

1. 怎样早期发现肝脏疾病？

患上肝脏疾病以后，会在身体感觉、身体外观、化验检查、影像学检查等方面出现一些异常。

（1）身体感觉的异常。可能存在乏力、皮肤瘙痒、食欲不振、恶心、消化不良等症状。

（2）身体外观的异常。可能存在皮肤黄染、蜘蛛痣、肝脾肿大等表现，常在检查体格时发现。

（3）化验检查的异常。可能会出现转氨酶、碱性磷酸酶、胆红素、胆汁酸等指标的升高。此外，可能会在血常规检查方面出现异常，如血小板降低、白细胞降低、贫血等。

（4）影像学检查的异常。在做B超、CT等检查时，发现肝脏的形态改变、肝脏占位、脾肿大等，提示可能患有肝脏疾病，需到医院进行进一步检查。

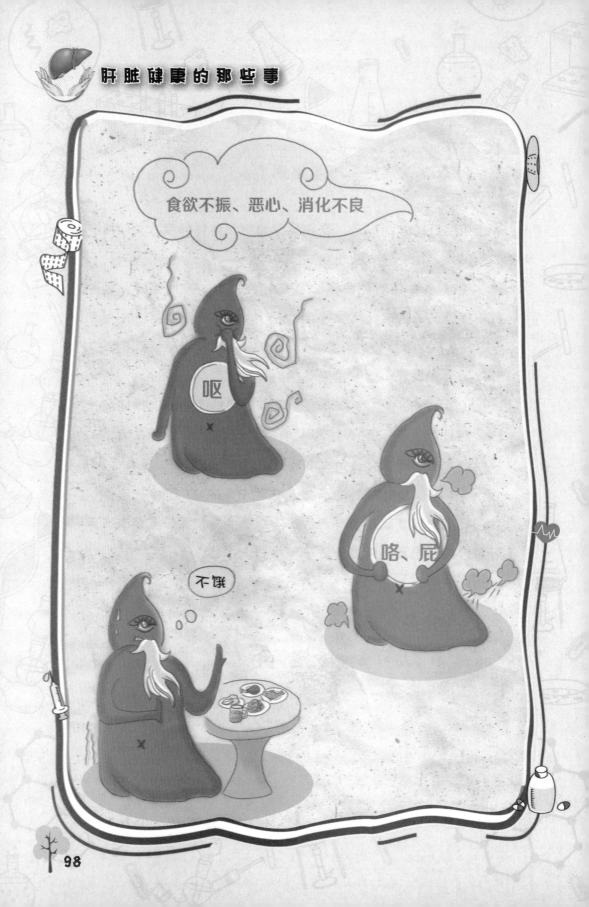

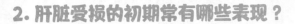

2. 肝脏受损的初期常有哪些表现？

（1）消化系统异常。肝脏出现损害，胆汁排泄异常，可能会出现厌油、乏力、恶心、腹胀、腹泻等不适症状。

（2）肝区隐痛感。肝脏受损以后表现为肝炎、肝损害，炎症会引起肝大，肝包膜紧张，从而发生肝区隐痛。

（3）精神变化。肝脏受损有可能引起全身性精神变化，包括乏力、烦躁、易怒、倦怠等一系列症状。

（4）其他。肝脏受损进一步加重，可能会出现眼黄、尿黄、皮肤黄、腹水、肝掌、蜘蛛痣，更严重时会发生肝性脑病、肝肾综合征等一系列疾病。

所以要重视日常体检，疾病初期要及时检查，明确病因，针对肝脏受损的因素给予及时去除，避免病情进一步加重。

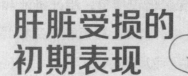

肝脏受损的
初期表现

消化系统异常

肝区隐痛感

精神变化

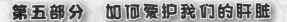

3. 为什么说定期体检对保护肝脏很重要？

因为肝脏受损的初期表现往往不典型，比如慢性肝炎、脂肪肝、酒精性肝炎等通常没有典型的临床表现，容易导致患者的忽视而引起疾病加重，待发现时疾病已经恶化。特别是一部分患者会在疾病早期表现为食欲减退、乏力、腹胀、便秘等消化系统症状，人们通常不会从这些症状联想到肝脏疾病。大多数患者会在偶然的体检中发现肝功能受损，比如转氨酶以及胆红素的升高，进一步筛查病因时才发现患有肝脏疾病，因此定期体检非常重要。

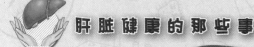

4. 肝脏受损了怎么办？

　　如何应对肝损伤取决于肝损伤的原因。对于普通人群来说，常常考虑以下几种情况：第一种，酒精性肝病，平时过量饮酒，时间一长，容易患上酒精性肝病，对肝功能造成损伤，进一步导致肝硬化、营养不良等，患者可出现右上腹胀痛、食欲减退、体重减轻等症状，建议去医院做肝功能检查，一定要戒酒，改善营养；第二种，脂肪肝，肝细胞内脂肪堆积过多，与肥胖等有关系，建议去医院做B超检查，明确诊断后可采取饮食控制、运动锻炼等方法，必要时口服降脂药物；第三种，病毒性肝炎，如感染甲肝病毒、乙肝病毒、戊肝病毒等，应根据肝炎类型采取抗病毒治疗及对症支持疗法。

5. 损害肝脏的行为有哪些？

　　肝脏是人体内最大的消化腺和解毒器官，因此日常的饮食对于肝脏的功能有较大的影响，不良饮食和不良生活习惯容易损害肝脏。常见以下几种情况：一是过度饮酒，酒的主要成分是乙醇，乙醇进入人体后会代谢成乙醛，乙醛能直接损害肝细胞的结构与功能；二是饮食不当，过度吃辛辣、油腻的食物，误吃有毒的蘑菇、变质的食物，随着这些食物的消化吸收，有害成分进入血液，在肝脏代谢的过程中会引起肝损伤；三是生活习惯不良，过度疲劳、长期熬夜、情绪波动过大、吸烟等，会引起肝脏的损伤；四是其他原因引起肝损伤，如乱服用一些药物、感染了传染性肝炎等。肝脏的损伤会出现一些比较明显的消化系统症状，除了在医生的指导下进行专业治疗外，控制和改变不良的生活、饮食习惯也属于必要的措施。

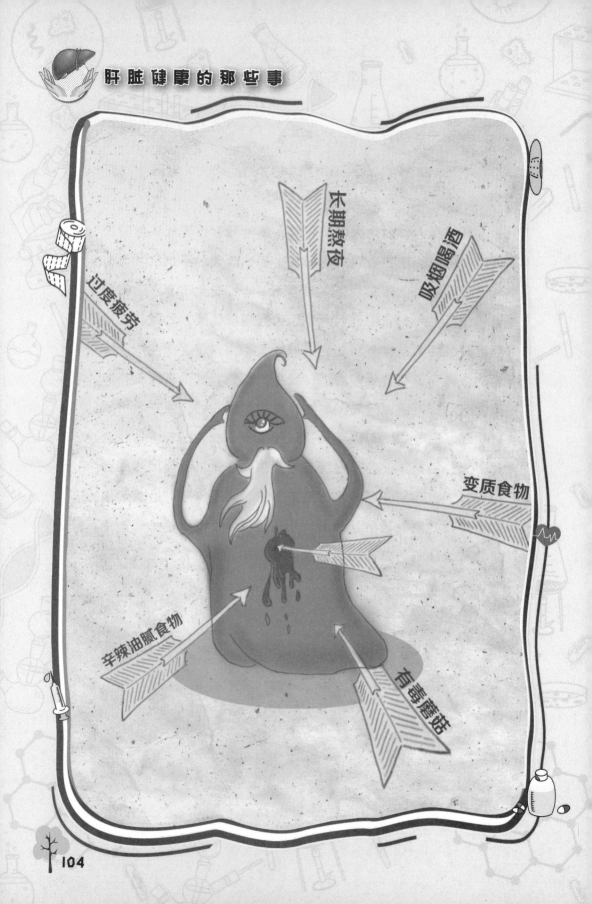

6. 肝病患者饮食有哪些要求？

（1）宜清淡。多进食新鲜蔬菜和水果，如青菜、芹菜、菠菜、黄瓜、西红柿、苹果、梨、柑橘等，尤其是绿叶蔬菜，以保证维生素摄入。禁忌辛辣、油腻的食物。

（2）宜食用优质蛋白。蛋白质是维持人体生命活动最重要的营养素之一，肝病患者一旦病情好转，就应该逐步增加富含优质蛋白质等营养价值较高的食物，如牛奶、鸡蛋、鱼、精瘦肉、豆制品等，以帮助肝细胞的再生和修复。

（3）宜补充微量元素。肝病患者体内往往缺乏铁、锌、锰、硒等微量元素，因此应补充富含微量元素的食物，如海藻、牡蛎、香菇、芝麻、大枣、枸杞等。

（4）宜低脂低盐低糖。限制脂肪和碳水化合物摄入，盐的摄入也不宜过多。

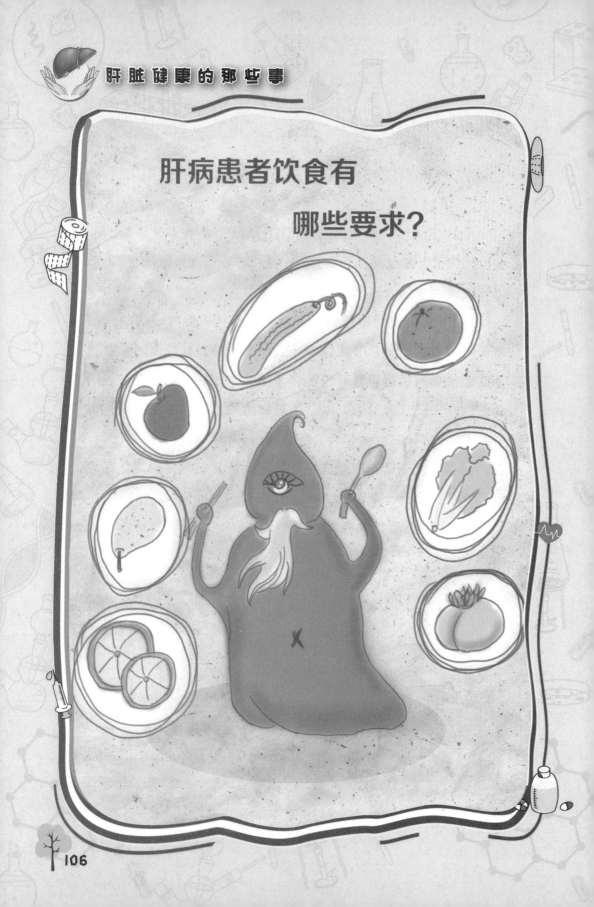

肝病患者饮食有哪些要求？

7. 肝病患者不宜多吃的食品有哪些？

日常生活中主要有以下几种：

（1）罐头食品。罐头食品中的防腐剂、食物色素等会加重肝脏代谢及解毒功能的负担。

（2）油炸、油煎食品。这些属高脂肪食品，不易消化和吸收。反复煎炸的食用油中会有致癌物质。

（3）腌制食物。腌制食物的盐分太高，肝病患者吃多了易影响水、钠代谢，对肝硬化患者则应禁忌。

（4）其他。味精是调味品，肝病患者一次用量较多或经常超量服用，可出现短暂头痛、心慌、恶心等症状。各种甜食也不宜多吃。

8. 胆汁酸高了如何调理？

胆汁酸是反映肝功能较重要的指标，总胆汁酸是血清胆固醇在肝脏分解代谢的一种产物。总胆汁酸升高，提示肝功能可能受到一定程度破坏，调理主要从病因着手：

（1）生理性因素。比如工作压力过大、通宵熬夜或怀孕，均可以导致胆汁酸升高。通过相应措施（如释放压力、规律作息或自然分娩）后，总胆汁酸可恢复至正常。

（2）病理性因素。比如肝炎、酒精或药物性肝损害、胆管结石等引起胆汁酸升高，应针对病因进行治疗，包括抗病毒、戒酒以及停止使用损害肝脏的药物、手术取石等。

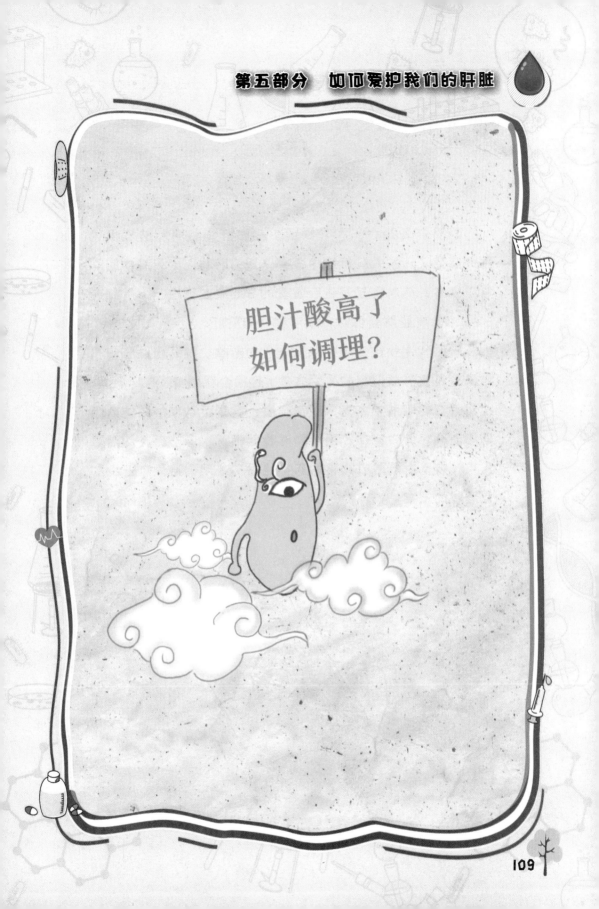

胆汁酸高了
如何调理?

9. 如何预防脂肪肝？

脂肪肝是指由于各种原因引起的肝细胞内脂肪堆积过多的病变。正常人肝组织中含有少量的脂肪，如果肝内脂肪蓄积太多，脂肪重量超过肝重量的 5% 或在组织学上肝细胞 50% 以上有脂肪变性时，就可称为脂肪肝。

肝脏代谢受饮食结构以及作息的影响。预防脂肪肝归根结底就是要养成健康的生活方式，包括合理膳食、严禁烟酒，控制每日的脂肪摄入量，规律作息、适量运动以加强体内脂肪的消耗。此外，在选用药物时也要慎重，谨防药物的毒副作用，特别对肝脏有损害的药物绝对不能用，避免进一步加重肝脏的损害。

10. 如何预防病毒性肝炎？

病毒性肝炎的预防主要通过管理传染源、切断传播途径、保护易感人群这三种途径：

(1) 管理传染源。 肝炎患者、病毒携带者是本病的传染源，感染者不能从事食品加工、餐饮服务、托幼保育等工作。对献血人员进行严格筛选，不合格者不能献血。

(2) 切断传播途径。要维护好环境卫生，注意个人卫生，加强粪便管理、水源管理，做好食品卫生、餐具消毒等工作，防止病从口入。提倡使用一次性的注射用具，各种医疗器械、用具实行一用一消毒措施，加强血制品的管理，对血、体液污染物进行严格消毒。

(3) 保护易感人群。 接种甲肝病毒疫苗、乙肝病毒疫苗。如果发生乙肝病毒的意外暴露，可以紧急接种乙肝免疫球蛋白来进行预防。

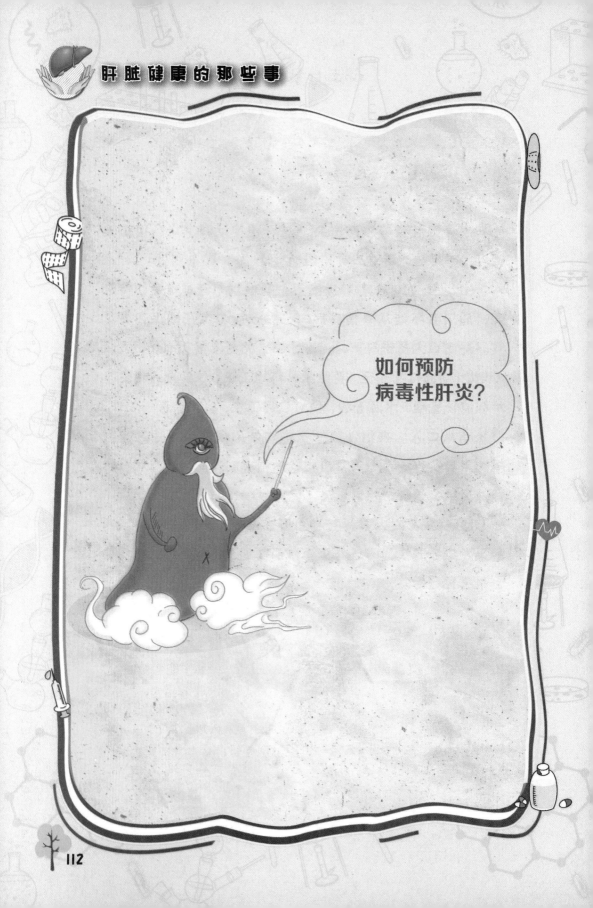

如何预防
病毒性肝炎？

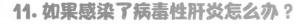

11. 如果感染了病毒性肝炎怎么办？

病毒性肝炎根据所感染病毒的不同分为甲肝、乙肝、丙肝、丁肝、戊肝、庚肝等。如果考虑是肝炎的话，首先要明确是由哪种病原体引起的。

若诊断为甲肝和戊肝这一类的急性肝炎，则以护肝治疗为主，同时患者要注意休息，调节饮食。若为乙肝和丙肝这一类慢性肝炎，则需要抗病毒治疗。以乙肝的治疗为例，最主要的就是使用抗乙肝病毒的药物，同时给予护肝治疗，平时也要注意休息，不要熬夜、饮酒，不要随意使用一些可能对肝脏造成损伤的药物。

12. 如何预防肝内胆管结石？

进食规律，饮食营养健康，避免吃高热量、高胆固醇、高糖的食物；防治寄生虫、胆囊炎、糖尿病等；加强体育锻炼，控制体重；最重要的一点是避免进食可能含有虫卵的食物，注意饮食卫生，同时定期体检，及时发现先天存在的胆道发育异常并及时治疗。以上这些都是预防肝内胆管结石的有效方法。

13. 肝癌可以预防吗？

我国的肝癌大多数是由乙肝发展而来，因此重点是预防和控制乙肝，具体措施有：

（1）定期复查肝功能，定期复查乙肝DNA，根据病毒复制情况进行抗病毒治疗，包括已经明确诊断肝癌的患者，依然要进行抗病毒治疗，为的就是让肝细胞不继续恶化。

（2）养成良好的生活习惯，不熬夜，不过度劳累，戒烟酒，不增加肝脏的负担。

（3）儿时给予乙肝疫苗接种，成人后仍需定期复查抗体，并及时追加疫苗接种。

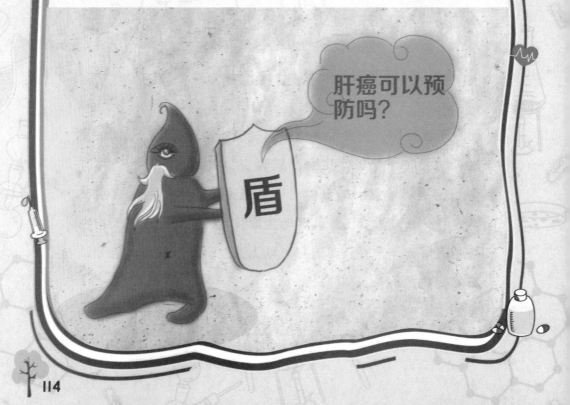

14. 过量饮酒损伤肝脏吗？

"借酒浇愁"受伤的不仅仅是心，还有肝。有的人认为白酒伤肝而红酒不会，但其实不管什么酒，只要过量饮用，都会对肝脏造成损伤。这是因为不管什么类型的酒都含有酒精，酒精的主要成分是乙醇，乙醇进入肝细胞后经氧化生成乙醛。乙醇和乙醛都具有直接刺激、损害肝细胞的毒性作用，过量饮酒会加重肝脏代谢的负担，使肝细胞发生脂肪变性甚至坏死，出现肝损伤。如果肝细胞反复坏死再生还会导致肝硬化，甚至诱发肝癌。

15. 哪些食物容易增加肝脏负担？

日常生活中常见以下几种：

（1）酒精。酒精的中间代谢产物乙醛可以直接损伤肝脏，从而诱发酒精肝、脂肪肝、肝硬化甚至肝癌等。

（2）肥肉。过量食用肥肉是导致血管硬化的最直接因素，也可加重肝脏代谢负担。

（3）方便面。加工食品中含有防腐剂和食品添加剂，长期大量食用会影响肝脏的解毒代谢能力。

（4）腌菜。腌菜里含有亚硝酸盐，亚硝酸盐可在胃内合成二甲基亚硝胺（一种强烈的化学致癌物），从而诱发肝癌。

（5）烧烤。有的研究发现烟熏烘烤后的食物含有致癌物，会损伤肝功能。

（6）油条。早餐吃油条是最大的营养误区，过量和长期吃油条是肝病的重要帮凶。

16. 对肝脏有益的食物有哪些？

有益肝脏的食物有优质蛋白、新鲜水果、蔬菜类和菌类食品等。优质蛋白如鱼肉、瘦肉、鸡蛋、牛奶、豆制品等，可以很好地为肝脏所利用，提高免疫力。新鲜水果如苹果、橙子、香蕉、梨等。蔬菜类主要为西红柿、茄子、西兰花及绿叶蔬菜等，可以提供丰富的维生素，保护肝脏。菌类食品如香菇、口菇、黑木耳等，含多种氨基酸和维生素，可提高人体免疫力。

此外，日常要做到规律饮食，定时三餐，细嚼慢咽，营养搭配均衡。少吃辣椒、生蒜等刺激性强的食物，减少高脂肪食物的摄入。注意休息，尽量不要熬夜，调整心态，保持良好心情。

17. 孕妇如何维护肝脏的健康？

怀孕本身会在一定程度上增加孕妇的肝脏负担，如果此时合并肝病，会影响到孕妈和胎儿的健康，有的甚至出现黄疸、出血倾向、腹水、肝昏迷等严重征象，导致早产、流产、死胎等。因此，我们要积极对待妊娠期肝功能异常。

孕期用药必须非常慎重，对于服用药物的情况，需遵循孕期用药的几个原则：

（1）用药必须有明确的指征，不可滥用药物。

（2）应用的药物已被证明对胚胎无害。

（3）严格掌握剂量及持续时间，及时停药。

（4）有些药物虽可能对胎儿有不良影响，但可治疗危及孕妇健康或生命的疾病，应权衡利弊后给药。

18. 肝脏常见的辅助检查有哪些?

　　肝脏检查的项目比较多，抽血化验查肝功能是最基本的检查项目，主要包括谷丙转氨酶、谷草转氨酶、谷氨酰转肽酶以及总胆红素、直接胆红素、间接胆红素这几项指标。另外抽血可以进行凝血功能检查，肝脏如果出现问题就有可能导致凝血出现问题。抽血检查还包括肝炎病毒检测，一般情况下肝脏有问题需要考虑是否为病毒感染所致，尤其是乙肝病毒。如果乙肝病毒呈阳性，就需要进一步行"乙肝五项"检查，同时要进行病毒定量测定，检查病毒复制的水平。如果怀疑肝脏肿瘤，还需要抽血查甲胎蛋白、异常凝血酶原等。

　　肝脏的影像学检查主要是肝脏的 B 超、CT 以及肝脏核磁共振检查。B 超是最常用的检查手段，经济、方便、快捷，只需要空腹就能完成检查。如果怀疑为肝脏肿瘤，需要进一步进行增强 CT 检查或是核磁共振增强检查等；如果怀疑肝脏肿瘤为恶性，有必要进行全身的骨扫描或全身 PET-CT 看一下有没有转移的情况。我们要根据不同的情况进行相应的辅助检查。

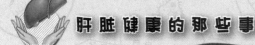

19. 乙肝疫苗，一生接种一次就够了吗？

在我国，接种乙肝疫苗是预防乙肝病毒感染最有效的办法。接种乙肝疫苗后抗体的应答保护一般至少可以持续30年。因此，一般人群不需要进行抗体的监测或者加强免疫。但对于高危人群，如有乙肝家族史的，或者是免疫功能低下的可以监测抗体的水平。如果抗体的水平低于 10 mIU/mL，说明没有抗体，可以再次接种乙肝疫苗。

如果发生意外暴露的情况，已接种过乙肝疫苗且已知他的抗体滴度大于 4 mIU/ mL，可以不进行特殊处理；但抗体滴度低于 4 mIU/ mL 或者抗体水平不详时，应该立即注射乙肝免疫球蛋白，并根据抗体滴度情况决定是否追加乙肝疫苗。

第六部分
肝脏小知识拓展

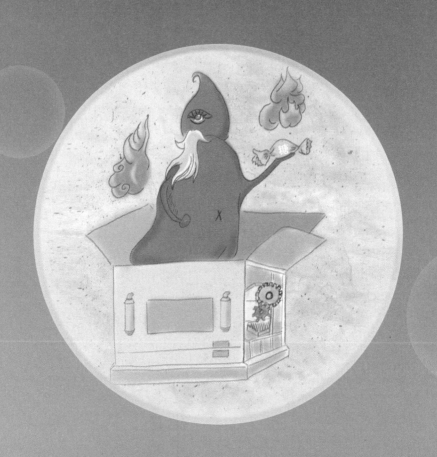

1. 肝脏形态有什么特点？

人体的肝脏的外形类似芒果，右侧钝圆左侧偏窄，不同的是健康的肝脏边缘锐利，只有在病理的状态下，肝脏的边缘会变钝。肝脏在外观上可分为膈、脏两面：

膈面光滑隆凸，大部分与横膈贴附，其前上面有镰状韧带，前下缘于脐切迹处有肝圆韧带。镰状韧带向后上方延伸并向左右伸展形成冠状韧带，冠状韧带又向左右伸展形成左右三角韧带。在右冠状韧带前后叶之间，有一部分肝面没有腹膜覆盖，称肝裸区。

脏面有两个纵沟和一个横沟，构成"H"形。左侧纵沟的前部有肝圆韧带，为胚胎时期的脐静脉闭锁的"遗迹"；右侧纵沟的前部容纳胆囊，后部紧接下腔静脉。横沟又称第一肝门，肝固有动脉、门静脉、肝管、淋巴管及神经等由此进入肝脏。

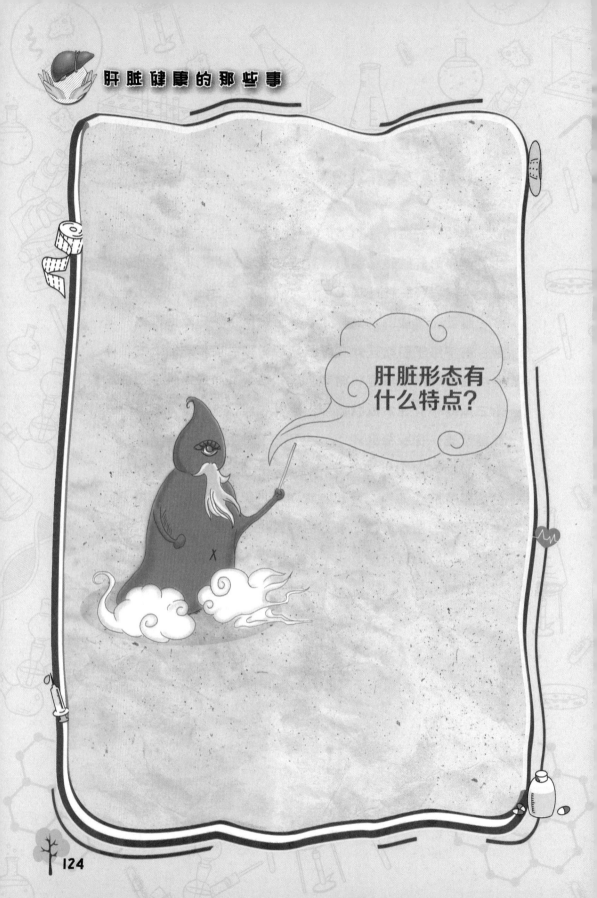

肝脏形态有什么特点？

2. 肝脏周围的毗邻脏器有哪些？

在腹腔内和肝脏关系紧密的器官有很多，首先要提到的就是胆囊。人们常说"肝胆相照"，胆囊位于肝脏右侧的胆囊窝内，胆囊借助胆囊管与肝外胆管汇合形成胆总管。肝脏的上方紧贴膈肌，与心包"一墙之隔"；肝脏的下方与腹内脏器相邻，左侧紧贴胃和脾脏，右侧与横结肠和十二指肠相邻，右侧后方为右肾和肾上腺等。由于肝脏所处的位置比较特殊，当感觉肝区不适时，不一定是肝脏出现问题，也可能是毗邻的脏器出现问题。所以，肝脏毗邻的器官在病理状态下均需要和肝脏的疾病进行相应的鉴别以免出现误诊。

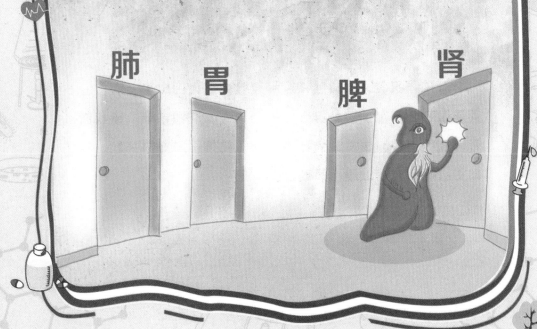

3. 肝脏的血液供应是怎样的？

肝脏的外观呈红褐色，其血液循环非常丰富，在临床上也有血窦之称。肝脏的血液供应和其他脏器不同，它具有双重供血系统，即肝动脉和门静脉系统：一般来说，肝动脉氧气含量比较高，但血流量只占入肝血流量的 20%；门静脉含氧量相对较少，但血流量占入肝血流量的 80%。二者的供氧量总体相当。

血流入肝后经过复杂的过程最终经肝内静脉系统流出。肝脏血液的流出管道分为肝静脉（第二肝门）和肝短静脉（第三肝门），通过第二肝门流出的血液经下腔静脉进入右心房。

4. 肝脏的"固定装置"有哪些？

肝脏体积较大，借助韧带和腹腔内压力固定于上腹部，其周围韧带有很多，如肝十二指肠韧带、肝圆韧带、镰状韧带、冠状韧带、左右三角韧带、肝胃韧带、肝肾韧带等，帮助将肝脏固定于上腹部季肋区。

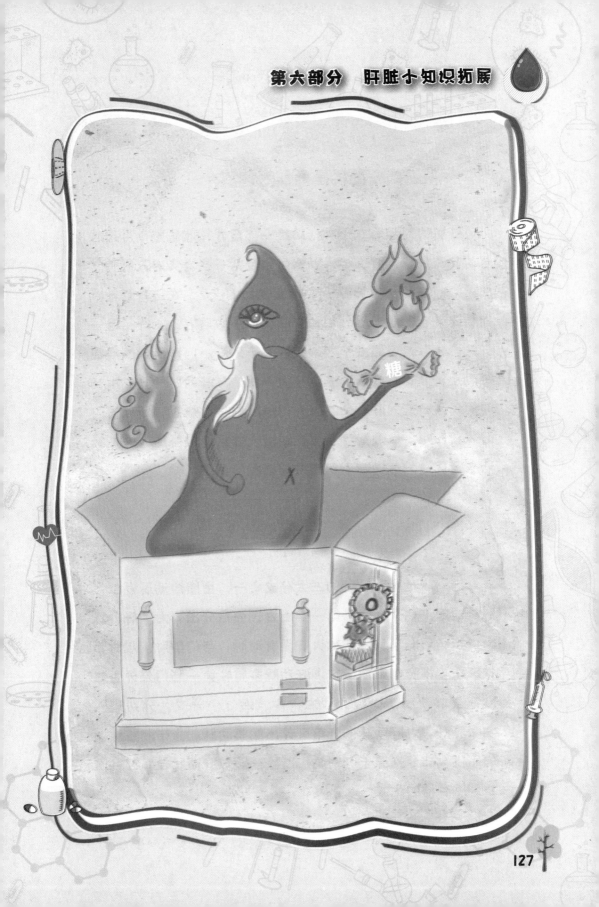

5. 肝脏门静脉的走形是怎样的？

　　肝脏的门静脉在十二指肠第一部后方，收集整个腹腔脏器的回流静脉入肝，将营养物质也包括一些毒素送入肝脏。成人的门静脉一般长约 8 cm，直径约 1.5 cm，在进入肝十二指肠韧带后，居于胆总管和肝固有动脉的后方，上行至第一肝门，分为粗短的右干和细长的左干入肝。门静脉入肝后在肝内反复分支，最后形成小叶间静脉，与肝动脉的分支小叶间动脉共同汇入肝血窦。因为门静脉内没有瓣膜，所以当门静脉高压时，血液则可经属支逆流，并且门静脉的血液可经侧支循环进入体循环引起相应的症状和体征。

6. 肝脏动脉的走形是怎样的？

　　肝动脉是腹腔动脉的三大分支之一，由腹腔动脉发出为肝总动脉，在十二指肠第一部上方，先后分出胃右动脉、胃十二指肠动脉后，主干称为肝固有动脉，与门静脉、胆总管在肝十二指肠韧带内上行。肝动脉多数在第一肝门外分为左右两支肝动脉，少数分成左、中、右3个分支，分别进入左右肝叶。右肝动脉入肝前又分出胆囊动脉。由于肝脏肿瘤的血供大部分来源于肝动脉，所以一般行肝动脉栓塞可以阻止肝脏肿瘤的生长。

7. 什么是肝门？

　　肝门概念的提出是为了便于理解与记忆，通常我们所说的肝门又分第一肝门、第二肝门、第三肝门。

　　肝脏脏面正中有略呈"H"形的三条沟，长约 5 cm，其中横行的沟位于脏面正中，有肝动脉、门静脉、胆管，还有淋巴管和神经进入，就是我们所说的第一肝门。进入第一肝门的所有结构称为肝蒂。第一肝门是肝脏最重要的通道，门静脉和肝固有动脉血液流进肝脏，肝内胆管排出胆汁经过第一肝门到肝外胆管。门静脉增宽、肝外胆道梗阻等可以导致第一肝门异常。在腔静脉沟的上端，有肝左、中、右静脉出肝后汇入下腔静脉，临床上常称此处为第二肝门。另外位于腔静脉窝下段，有右半肝或尾状叶的一些短小静脉汇入下腔静脉，其中常有大支如右后下静脉收集右肝后下段静脉血回流，该静脉出现率很高，临床上常称此处为第三肝门。

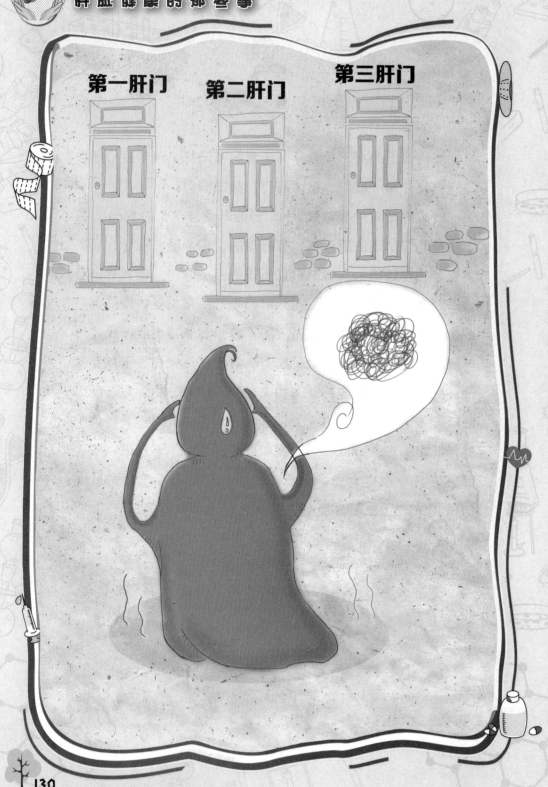

8. 什么叫 Glisson 系统？

　　肝门静脉、肝动脉和肝内胆管三者在肝内的分支走行和分布基本一致，外有纤维囊包绕，被我们称为 Glisson 系统。我们可以形象地拿光缆来比喻 Glisson 系统，光纤外层包绕的塑料层好比 Glisson 系统的纤维鞘，其内的各种颜色的线好比 Glisson 系统内的各种管道，如肝门静脉、肝动脉和肝内胆管。

　　Glisson 系统似树枝状分布于肝内，依照 Glisson 系统的分支与分布我们可以将肝进一步分为肝叶和肝段，肝静脉走形于肝叶之间和肝段之间。肝门静脉的分支较粗大且相对恒定，是肝分叶、分段的基础。Glisson 系统也是我们进行肝切除的解剖标志。

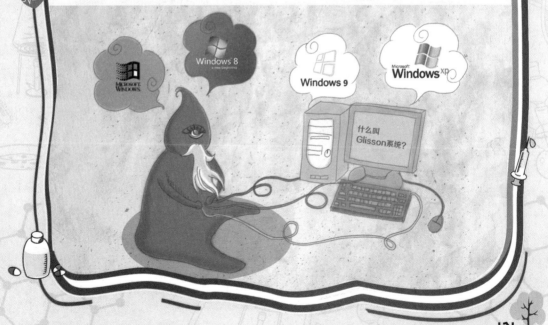

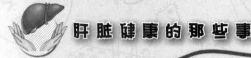

9. 什么是肝小叶？

　　肝小叶是肝脏结构和功能的单位，约 1 mm×2 mm 大小，呈多角形棱柱体，中轴贯穿一条静脉，肝细胞以中央静脉为中心呈放射状排列，肝细胞相互吻合成网，网眼间有窦状隙和血窦，血窦内含有库普弗细胞，具有吞噬功能。肝细胞间的管状间隙形成毛细胆管。人体肝组织的肝小叶间结缔组织较少，故小叶分界不明显。成人肝脏有 50 万～100 万个肝小叶。

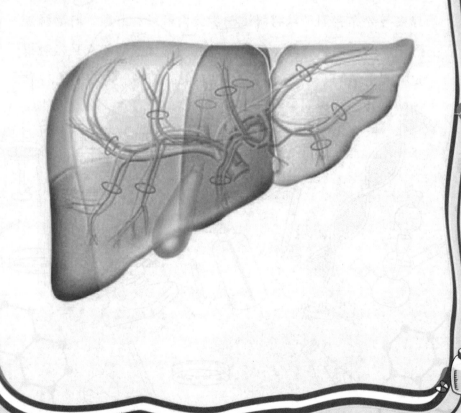

10. 肝脏假小叶是如何形成的？

　　肝脏假小叶是相对于正常肝小叶来命名的非正常的肝脏组织结构。肝硬化时显微镜下可见正常肝小叶结构被破坏，由广泛增生的纤维组织将肝细胞再生结节分割包绕成大小不等的圆形或椭圆形的肝细胞团。假小叶是肝硬化重要的形态学标志，其主要特点如下：①肝细胞排列紊乱，既有变性、坏死细胞又有再生细胞；②中央静脉偏位和／或缺失；③有时可见汇管区也被包于假小叶内，包绕假小叶的纤维间隔比较狭窄而且一致，内有少量淋巴细胞和单核细胞浸润，并伴有小胆管和无管腔的假胆管增生。

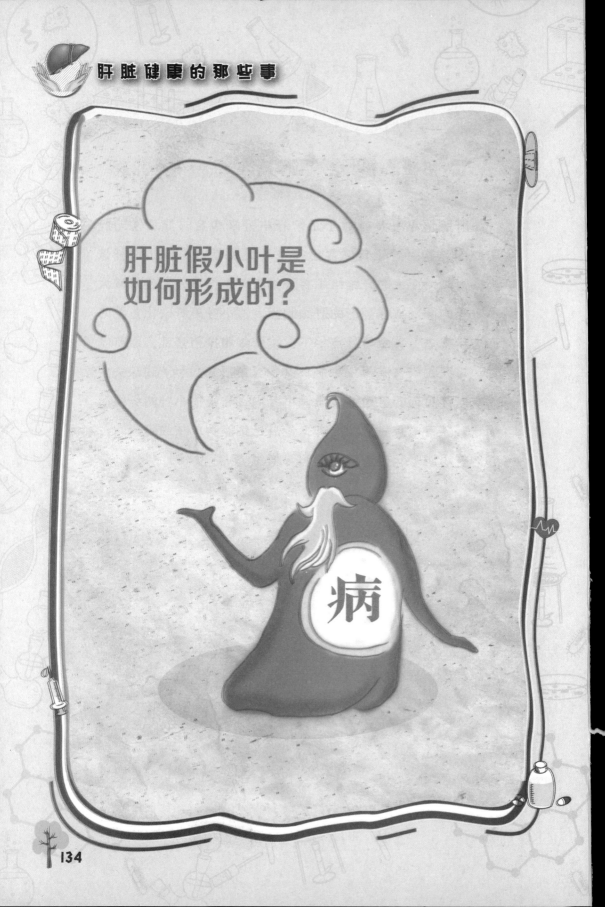

肝脏假小叶是
如何形成的？

病